Krankenpfleger

in der

Gastroenterologie

Der vollständige Leitfaden

ALEXANDRE CAREWELL

Inhaltsverzeichnis

« *Die Reise durch das Verdauungssystem ist eine Erkundung des Kerns unseres Wesens; in der Gastroenterologie entdecken wir, dass Gesundheit von innen heraus beginnt.* »

Kapitel 1
EINFÜHRUNG
AN DIE GASTROENTEROLOGIE

Definition und allgemeine Darstellung des Fachgebiets.

Die Gastroenterologie - ein Wort, dessen Klang so komplex ist wie das Fachgebiet selbst - ist der Zweig der Medizin, der sich mit der Untersuchung, Diagnose, Behandlung und Vorbeugung von Krankheiten befasst, die den Verdauungstrakt betreffen. Sie umfasst alles, was mit der Speiseröhre, dem Magen, dem Dünndarm, dem Dickdarm, dem Enddarm, der Bauchspeicheldrüse, der Leber und der Gallenblase zusammenhängt. Was macht sie so besonders und unterscheidet sie von anderen medizinischen Disziplinen?

Stellen Sie sich ein wunderbar konstruiertes System vor, eine Reihe miteinander verbundener Organe und Leitungen, die die Nahrung, die wir zu uns nehmen, in überlebenswichtige Nährstoffe umwandeln und gleichzeitig alles Überflüssige ausscheiden. Darin liegt die ganze Magie unseres Verdauungssystems. Die Gastroenterologie ist das Fenster zu dieser faszinierenden inneren Welt, das es den Angehörigen der Gesundheitsberufe ermöglicht, ihre Geheimnisse zu verstehen, ihre Beschwerden zu behandeln und ihre Funktionsweise zu optimieren.

Doch die Gastroenterologie ist mehr als das. Sie spiegelt auch unseren Lebensstil, unsere Ernährungsgewohnheiten und viele andere Umweltfaktoren wider, die unser Wohlbefinden im Verdauungstrakt beeinflussen können. Der Reichtum dieses Fachgebiets liegt in seiner Fähigkeit, reine Wissenschaft mit einem ganzheitlichen Gesundheitsansatz zu verbinden, der stets versucht, den Patienten in seiner Gesamtheit zu verstehen.

Die Gastroenterologie ist keineswegs auf die Grenzen von Krankenhäusern beschränkt, sondern erstreckt sich auch auf Kliniken, Arztpraxen und sogar Forschungszentren. Sie entwickelt sich ständig weiter, getragen von technologischen und wissenschaftlichen Fortschritten, die die Grenzen dessen, was wir wissen und was wir zum Wohle unserer Patienten tun können, immer weiter verschieben.

Alles in allem ist die Gastroenterologie weit mehr als nur ein medizinisches Fachgebiet. Sie ist ein Zeugnis der Geschichte jedes Einzelnen, ein subtiler Tanz zwischen Anatomie, Physiologie, Psychologie und der Umwelt, in der wir leben. Und genau das macht sie so spannend und so wesentlich im großen Panorama der Medizin.

Historischer Überblick: die Entwicklung der Domäne.

Die Geschichte der Gastroenterologie in die Vergangenheit zu verlegen, ist ein wenig wie dem gewundenen Lauf eines Flusses zu folgen, der voller Wendungen, Entdeckungen und Innovationen ist. Lange bevor der Begriff "Gastroenterologie" überhaupt formuliert wurde, hatten sich die alten Zivilisationen bereits mit den Geheimnissen des Verdauungssystems befasst. Von den ägyptischen Papyri über die indischen Ayurveda-Abhandlungen bis hin zu den Texten von Hippokrates im alten Griechenland - das Interesse am Wohlbefinden des Verdauungstrakts und den damit verbundenen Krankheiten ist uralt.

Die Gastroenterologie wurde jedoch erst im 19. Jahrhundert, mit dem Aufkommen der modernen Medizin, wirklich zu einer Fachdisziplin. Die Erfindung des Gastroskops, jenes Instruments, das zum ersten Mal einen direkten Blick in das Innere des Magens ermöglichte, stellte einen entscheidenden Wendepunkt dar. Statt sich auf Vermutungen zu verlassen, konnten die Ärzte nun genaue Diagnosen stellen und bessere Behandlungsmöglichkeiten anbieten.

Im 20. Jahrhundert gab es eine Fülle von Innovationen. Die Endoskopie zum Beispiel hat große Fortschritte gemacht und nicht nur die Speiseröhre und den Magen, sondern auch den Dickdarm untersucht, was die Art und Weise, wie viele Krankheiten diagnostiziert und behandelt werden, grundlegend verändert hat. Ebenso haben Fortschritte in der Molekularbiologie und Genetik unschätzbare Einblicke in chronisch-entzündliche Darmerkrankungen wie Morbus Crohn oder Colitis ulcerosa ermöglicht.

Aber auch wenn Technologie und Forschung die Gastroenterologie maßgeblich geformt haben, darf die Rolle der Patienten selbst nicht unterschätzt werden. Ihr Wunsch, besser informiert zu werden, und ihr Wunsch nach einer individuelleren Behandlung haben die Entwicklung des Fachgebiets ebenfalls beeinflusst. Patientenbewegungen wie die Hepatitis-Bewegung haben denjenigen eine Stimme gegeben, die sich zuvor an den Rand gedrängt oder unverstanden fühlten.

Heute befindet sich die Gastroenterologie an einem Scheideweg. Mit der Datenexplosion und der digitalen Revolution zeichnet sich das Zeitalter der personalisierten Medizin am Horizont ab. Das Verständnis der Mikrobiome, der komplexen Ökosysteme von Mikroorganismen, die in unserem Verdauungssystem leben, verspricht, unsere Herangehensweise an gastrointestinale Erkrankungen ein weiteres Mal zu revolutionieren.

Die Geschichte der Gastroenterologie neu zu betrachten, bedeutet also, ein reiches, komplexes und vielversprechendes Erbe anzutreten. Es bedeutet, zu verstehen, dass hinter jeder Entdeckung und jedem Fortschritt der unerschütterliche Wille steht, das Leben der Patienten zu verbessern und die Geheimnisse eines Systems zu entschlüsseln, das so faszinierend und für unsere Existenz so wichtig ist.

Die Bedeutung der Gastroenterologie im medizinischen Bereich.

Die Gastroenterologie nimmt, obwohl sie spezialisiert erscheinen mag, einen zentralen Platz in der weiten Welt der Medizin ein. Dieses Fachgebiet spiegelt die Komplexität und die grundlegende Bedeutung des Verdauungssystems für unser allgemeines Wohlbefinden wider. Um seine entscheidende Bedeutung zu verstehen, muss man nur mehrere Dimensionen berücksichtigen.

Zunächst einmal ist der Verdauungstrakt aus rein physiologischer Sicht für die Verarbeitung und Assimilation von Nährstoffen verantwortlich - Prozesse, die für unser Überleben unerlässlich sind. Aber über diese lebenswichtige Funktion hinaus ist der Darm, der oft als "das zweite Gehirn" bezeichnet wird, ein wichtiger Hub für Neurotransmitter und eng mit unserem Nervensystem verbunden. In diesem Sinne interferiert die Gastroenterologie auch mit der Neurologie, insbesondere beim Verständnis der Zusammenhänge zwischen der Darmgesundheit und Zuständen wie Depressionen oder Angstzuständen.

Zweitens spielt die Leber, eines der wichtigsten Organe, die in der Gastroenterologie untersucht werden, eine zentrale Rolle bei der Entgiftung des Körpers, der Produktion von

Galle und der Stoffwechselregulierung. Lebererkrankungen wie Hepatitis oder Zirrhose können systemische Folgen haben, die sich auf andere Organe auswirken und einen multidisziplinären Ansatz erfordern.

Darüber hinaus steht die Gastroenterologie im Mittelpunkt einiger der weltweit am weitesten verbreiteten und wachsenden Krankheiten, wie chronisch-entzündliche Darmerkrankungen, gastroösophageale Refluxkrankheit oder Krebserkrankungen des Verdauungstrakts. Die Behandlung dieser Zustände erfordert ein hohes Maß an Fachwissen, fortschrittliche Technologien und eine enge Zusammenarbeit mit anderen Spezialisten wie Chirurgen, Radiologen oder Onkologen.

Aber es gibt nicht nur die Krankheit. Die Gastroenterologie spielt auch eine wichtige präventive Rolle. So haben beispielsweise Vorsorgekampagnen zur Früherkennung von Darmkrebs unzählige Leben gerettet, indem präkanzeröse Läsionen erkannt und behandelt wurden.

Schließlich ist die Gastroenterologie auch ein Tor zum Verständnis der intestinalen Mikrobiota, dieser riesigen Gruppe von Mikroorganismen, die in Symbiose mit uns leben. Neuere Forschungen zeigen, dass diese Mikrobiota nicht nur unsere Verdauungsgesundheit, sondern auch unsere Immunität, unseren Stoffwechsel und sogar unser Verhalten beeinflusst.

Die Gastroenterologie ist also nicht einfach nur ein medizinisches Fachgebiet unter vielen. Sie ist ein Knotenpunkt, eine Schnittstelle zwischen verschiedenen Disziplinen, die die tiefe Interdependenz unserer Körpersysteme aufzeigt. Sie verkörpert das Wesen der Medizin: ein nie endendes Streben, den Menschen in seiner Gesamtheit zu verstehen und seine Lebensqualität zu verbessern.

Kapitel 2
DAS ARBEITSUMFELD:
EIN DIENST WIE KEIN ANDERER

Vorstellung von
die gastroenterologische Abteilung.

Die Gastroenterologie ist das Herzstück eines jeden Krankenhauses, das sich auf die Behandlung von Erkrankungen des Verdauungssystems spezialisiert hat, und dient der Erforschung, Diagnose und Behandlung dieser Erkrankungen. Diese Abteilung ist ein hochmodernes Labor und ein Heiligtum der Gesundheitsfürsorge, um das sich das gesamte Fachgebiet dreht. Hier tauchen Sie ein in diese komplexe und spannende Welt.

Die gastroenterologische Abteilung zeichnet sich in erster Linie durch ihre angepasste Infrastruktur aus. Sie ist oft mit der neuesten Technik ausgestattet und umfasst Endoskopieräume, in denen Ärzte invasive Untersuchungen wie Koloskopien, Gastroskopien oder Gallenendoskopien durchführen können. Jeder Raum ist so konzipiert, dass die Sicherheit und der Komfort des Patienten gewährleistet sind, während der Arzt präzise arbeiten kann.

Hinzu kommt ein Flügel, der für stationäre Aufenthalte vorgesehen ist. Hier können Patienten mit schwereren Krankheiten oder solchen, die eine ständige Überwachung erfordern, behandelt werden. Ob bei einer akuten Pankreatitis, einem schweren Schub einer entzündlichen Darmerkrankung oder nach einer Operation am

Verdauungstrakt - dieser Flügel ist wichtig, um eine umfassende Betreuung des Patienten zu gewährleisten.

Aber die gastroenterologische Station besteht nicht nur aus Wänden und Maschinen. Es ist vor allem ein Team. Dazu gehören natürlich erfahrene Gastroenterologen, aber auch spezialisierte Krankenpfleger, die darin geschult sind, die Besonderheiten von Erkrankungen des Verdauungstrakts zu verstehen und eine angemessene Pflege durchzuführen. Außerdem gibt es Pflegehelfer, Techniker, medizinische Sekretärinnen und viele andere Fachkräfte, die zum reibungslosen Funktionieren der Station beitragen.

Darüber hinaus ist die Abteilung für Gastroenterologie oft eng mit anderen Abteilungen verbunden. Die Zusammenarbeit mit der Abteilung für Verdauungschirurgie ist häufig, ebenso wie die Interaktion mit Radiologen für bildgebende Untersuchungen oder mit Onkologen für die Behandlung von Krebserkrankungen des Verdauungstrakts.

Ein manchmal unbekannter, aber ebenso entscheidender Aspekt ist die Forschung. Viele gastroenterologische Abteilungen sind an klinischen Studien beteiligt und versuchen, neue Behandlungsmethoden zu entwickeln oder die den Krankheiten zugrunde liegenden Mechanismen besser zu verstehen.
Schließlich ist die gastroenterologische Abteilung neben der Technik und dem Fachwissen auch ein Ort der Menschlichkeit. Jeder Patient wird wohlwollend empfangen, jeder Geschichte wird aufmerksam zugehört. Denn auch wenn die Medizin eine Wissenschaft ist, so ist sie doch vor allem eine Kunst - die Kunst, mit Herz zu pflegen.

So ist die Abteilung für Gastroenterologie keineswegs nur eine Abteilung unter vielen, sondern spiegelt die Komplexität und den Reichtum des Fachgebiets selbst wider. Ein Ort, an dem Wissenschaft, Technologie, Pflege und Menschlichkeit aufeinandertreffen, um das Beste für diejenigen zu bieten, die es am meisten brauchen.

Besondere Ausstattungen und ihre Verwendung.

Einer der faszinierenden Aspekte der Gastroenterologie ist die Vielfalt und Raffinesse der verwendeten Geräte. Diese Geräte, die das Ergebnis jahrelanger Forschung und Innovation sind, ermöglichen es den Spezialisten, gastrointestinale Erkrankungen genau zu diagnostizieren, zu behandeln und zu überwachen. Hier finden Sie einen Überblick über die wichtigsten Geräte und ihre Verwendung.

- **Endoskop**: Ein langes, flexibles Rohr mit einer Kamera und einer Lichtquelle an seinem Ende. Das Endoskop wird durch den Mund oder den Anus des Patienten eingeführt.
  - **Gastroskopie**: Verwendung eines Endoskops, um die Speiseröhre, den Magen und den Anfang des Zwölffingerdarms zu untersuchen.
  - **Koloskopie**: Untersuchung des Dickdarms und ggf. des Rektums.
  - **Enteroskopie**: Untersuchung der tieferen Abschnitte des Dünndarms.
- **Echoendoskop**: Eine Kombination aus einem Endoskop und einem Ultraschallgerät. Es liefert Ultraschallbilder von inneren Strukturen in der Nähe des Verdauungstrakts, z. B. der Bauchspeicheldrüse oder der Galle.
  - **Echoendoskopie**: Wird zur Beurteilung von Tumoren, Zysten oder anderen Anomalien verwendet und kann auch zur Entnahme von Gewebeproben eingesetzt werden.

- **Endoskopische Kapsel**: Eine kleine Kapsel mit einer Kamera, die vom Patienten geschluckt wird. Sie wird durch den Verdauungstrakt geführt und sendet drahtlos Bilder zur Auswertung.
  - Wird hauptsächlich zur Darstellung des Dünndarms verwendet, einem Bereich, der mit herkömmlichen Endoskopen nur schwer zu erreichen ist.
- **Manometer**: Gerät, das zur Messung des Drucks in bestimmten Abschnitten des Verdauungstrakts verwendet wird.
  - **Ösophagusmanometrie**: Beurteilt die Motilität der Speiseröhre und ist besonders bei Erkrankungen wie Achalasie nützlich.
- **PH-Meter**: Ein Gerät, das den Säuregrad (pH-Wert) in der Speiseröhre über einen längeren Zeitraum misst.
  - Wird zur Diagnose der pathologischen gastroösophagealen Refluxkrankheit (GERD) verwendet.
- **Doppelballon-Endoskop**: Ein fortschrittliches endoskopisches System, das zwei Ballons verwendet, um das Gerät zu verankern und schrittweise in den Dünndarm vorzudringen.
  - Ermöglicht die Untersuchung des gesamten Dünndarms.
- **Radiofrequenzablationssystem (RFA)**: Wird zur Behandlung von präkanzerösen Läsionen in der Speiseröhre verwendet, z. B. Dysplasie bei Barrett-Ösophagus.
- **Elastische Ligaturausrüstung**: Wird zur Behandlung von Ösophagusvarizen verwendet, indem die blutenden Gefäße abgebunden werden.

Jedes dieser Geräte erfordert eine spezielle Ausbildung und Fachkenntnisse, damit es richtig und sicher eingesetzt werden kann. Abgesehen von der Technologie sind die Wahl der richtigen Ausrüstung und die Beherrschung ihrer

Anwendung von entscheidender Bedeutung, um eine genaue Diagnose zu stellen und eine angemessene Behandlung vorzuschlagen. Die Gastroenterologie mit ihren hochentwickelten Instrumenten ist ein Paradebeispiel dafür, wie moderne Technologie in den Dienst der Medizin gestellt werden kann, um die Versorgung der Patienten zu verbessern.

Multidisziplinarität : Zusammenarbeit mit anderen Diensten.

Die Gastroenterologie mit ihrem Reichtum und ihrer Komplexität kann sich nicht von anderen medizinischen Disziplinen isolieren. Jeder Patient, jede Krankheit kann ein Fachwissen erfordern, das über die strengen Grenzen des Fachgebiets hinausgeht. Multidisziplinarität ist nicht nur wünschenswert, sondern für eine ganzheitliche und optimale Patientenversorgung unerlässlich. Zoom auf diese entscheidende Zusammenarbeit mit anderen Abteilungen.

- **Verdauungschirurgie**: Diese Zusammenarbeit ist eine der naheliegendsten. Ob bei gastrointestinalen Tumoren, Obstruktionen oder Komplikationen einer entzündlichen Darmerkrankung: Der Verdauungschirurg arbeitet Hand in Hand mit dem Gastroenterologen, um die beste Behandlungsstrategie anbieten zu können.
- **Radiologie**: Bildgebende Verfahren spielen eine zentrale Rolle bei der Diagnose von Magen-Darm-Erkrankungen. Ob Ultraschalluntersuchung des Abdomens, enterale MRT oder CT - der Radiologe ist oft der erste, der eine Anomalie entdeckt, die dann vom Gastroenterologen behandelt wird.
- **Onkologie**: Krebserkrankungen des Verdauungssystems erfordern eine kollaborative Behandlung. Der Onkologe schlägt Chemo- oder

22

Immuntherapiestrategien vor, während der Gastroenterologe den Krankheitsverlauf überwacht und mit Komplikationen umgeht.

- **Pathologie**: Der Pathologe ist derjenige, der durch seine mikroskopischen Objektträger eine Diagnose von Krebs, entzündlichen Erkrankungen oder anderen Erkrankungen des Verdauungstrakts bestätigt oder widerlegt. Die Zusammenarbeit ist von entscheidender Bedeutung, insbesondere bei den multidisziplinären Konzertierungssitzungen.
- **Rheumatologie**: Einige Beschwerden, wie z. B. Morbus Bechterew, können mit entzündlichen Darmerkrankungen einhergehen. Die Koordination zwischen dem Rheumatologen und dem Gastroenterologen ist für eine umfassende Behandlung von entscheidender Bedeutung.
- **Dermatologie**: Erkrankungen wie Psoriasis können mit gastrointestinalen Störungen zusammenhängen und erfordern einen gemeinsamen Ansatz.
- **Endokrinologie**: Lebererkrankungen wie die Steatose stehen in engem Zusammenhang mit Stoffwechselstörungen, weshalb die Zusammenarbeit mit dem Endokrinologen wichtig ist.
- **Psychiatrie und Psychologie**: Die psychische Gesundheit und die Gesundheit des Verdauungssystems sind stärker miteinander verbunden, als oft angenommen wird. Das Reizdarmsyndrom zum Beispiel kann durch Stress oder Angstzustände verschlimmert werden. Für eine umfassende Behandlung ist die Zusammenarbeit mit Spezialisten für psychische Gesundheit manchmal unerlässlich.
- **Ernährung**: Diätetik und Ernährung sind das Herzstück der Gastroenterologie. Ob es darum geht, eine Malabsorption oder eine Intoleranz in den Griff zu bekommen oder eine spezielle Diät zu empfehlen, der

Ernährungswissenschaftler oder Diätassistent ist ein wertvoller Verbündeter.

Diese Multidisziplinarität spiegelt die Komplexität des Menschen wider. Jedes Fachgebiet, jede Abteilung trägt ihren Teil zum Gesamtbild bei und gewährleistet, dass jeder Patient eine 360°-Sicht auf seine Krankheit und die besten Behandlungsstrategien erhält. In diesem komplexen und harmonischen Tanz erweist sich der Gastroenterologe, obwohl er ein Spezialist ist, auch als Koordinator, als Dirigent im Herzen der Medizin.

Kapitel 3
DIE ZENTRALE ROLLE
DES KRANKENPFLEGERS
IN DER GASTROENTEROLOGIE

Die Besonderheiten der Rolle des Krankenpflegers in dieser Abteilung.

Die Rolle des Krankenpflegers in der Gastroenterologie ist komplex, anspruchsvoll und lohnend. Im Mittelpunkt der Pflege steht der Krankenpfleger, der oft die erste und letzte Anlaufstelle für die Patienten ist und sowohl technische Pflege als auch emotionale Unterstützung bietet. Lassen Sie uns die Besonderheiten dieser wichtigen Funktion erkunden.

- **Spezifische technische Pflege**: Krankenpfleger/innen für Gastroenterologie müssen eine Reihe von technischen Fertigkeiten beherrschen, die für das Fachgebiet spezifisch sind.
    - **Vorbereitung auf die Endoskopie**: Dazu gehören die Verabreichung von Spüllösungen, die Überprüfung der Krankengeschichte und die Berücksichtigung der aktuellen Medikamente.
    - **Unterstützung bei endoskopischen Verfahren**: Zusammenarbeit mit dem Gastroenterologen, um einen reibungslosen und sicheren Ablauf der Untersuchung zu gewährleisten.
    - **Postprozedurales Management**: Überwachung der Lebenszeichen, Behandlung möglicher Komplikationen und Beratung zur Pflege nach dem Eingriff.

- **Aufklärung des Patienten** : Der Krankenpfleger spielt eine wesentliche pädagogische Rolle und hilft den Patienten, ihren Zustand, ihre Behandlungen und die Art und Weise, wie sie ihre Gesundheit zu Hause verwalten können, zu verstehen.
  - Beratung zu Ernährung, Medikation oder Vermeidung von Komplikationen.
- **Emotionale Unterstützung**: Magen-Darm-Beschwerden können einen tiefgreifenden Einfluss auf die Lebensqualität der Patienten haben. Der Krankenpfleger bietet psychologische Unterstützung, hört sich die Sorgen der Patienten an und beruhigt sie.
- **Pflegekoordination**: Der Krankenpfleger fungiert als Drehscheibe zwischen dem Patienten, dem Facharzt und anderen Gesundheitsfachkräften und sorgt für eine reibungslose Kommunikation und eine ganzheitliche Pflege.
- **Klinische Forschung**: In einigen Abteilungen kann der Krankenpfleger in die Forschung eingebunden sein und bei der Durchführung klinischer Studien, der Datenerhebung oder der Nachsorge teilnehmender Patienten helfen.
- **Management von Spezialtherapien**: Dies kann die Verabreichung von biologischen Therapien bei Erkrankungen wie Morbus Crohn oder Colitis ulcerosa oder das Management von Patienten mit enteraler oder parenteraler Ernährung umfassen.
- **Infektionsprävention**: Aufgrund der invasiven Natur vieler gastroenterologischer Verfahren spielt der Krankenpfleger eine entscheidende Rolle bei der Infektionsprävention, indem er die Sterilisierung der Geräte und die strikte Einhaltung der Hygieneprotokolle gewährleistet.
- **Fortbildung**: Der Bereich der Gastroenterologie entwickelt sich schnell weiter. Der Krankenpfleger muss sich daher ständig weiterbilden, um über die

neuesten Entwicklungen und optimalen Praktiken auf dem Laufenden zu bleiben.

Letztendlich ist der Krankenpfleger in der Gastroenterologie weit mehr als nur ein Ausführender. Er ist der Hüter der Patientensicherheit, der Erzieher, der Vertraute und oft auch der Vermittler zwischen der medizinischen Welt und dem Patienten. In diesem Fachgebiet, wie auch in vielen anderen, ist der Krankenpfleger das schlagende Herz der Abteilung und stellt sicher, dass jeder Patient mit Kompetenz, Mitgefühl und Würde behandelt wird.

Die erforderlichen Fähigkeiten und Qualitäten.

Krankenpfleger in der Gastroenterologie müssen, wie in anderen medizinischen Fachbereichen auch, eine Kombination aus technischen, zwischenmenschlichen und intellektuellen Fähigkeiten besitzen, um sich in ihrer Rolle auszuzeichnen. Hier sind die wichtigsten Fähigkeiten und Eigenschaften, die ein Krankenpfleger in diesem Bereich haben sollte:

- Fundierte klinische Fähigkeiten :
    - Beherrschung der Techniken zur Verabreichung von Medikamenten, der postoperativen Pflege und der spezifischen Verfahren in der Gastroenterologie.
    - Fähigkeit, detaillierte klinische Bewertungen durchzuführen und die Daten zu interpretieren, um die Behandlung anzuleiten.
- Kommunikationsfähigkeiten :
    - Fähigkeit, komplexe Bedingungen und Verfahren für Patienten verständlich zu erklären.

- Aktives Zuhören, um die Sorgen und Bedürfnisse der Patienten zu verstehen.
- Empathie und Mitgefühl :
  - Sensibilität für die persönlichen und emotionalen Probleme der Patienten, insbesondere wenn sie mit schwierigen Diagnosen oder invasiven Behandlungen konfrontiert werden.
- Stressbewältigung :
  - Fähigkeit, in stressigen Situationen oder in Notfällen ruhig und organisiert zu bleiben.
- Teamarbeit :
  - Fähigkeit zur Zusammenarbeit mit Gastroenterologen, Chirurgen, Pflegehelfern, Ernährungswissenschaftlern und anderen Gesundheitsfachkräften.
- Problemlösung und Entscheidungsfindung :
  - Fähigkeit, eine Situation schnell zu bewerten, verschiedene Lösungen in Betracht zu ziehen und fundierte Entscheidungen zu treffen.
- Aktualisierung der Kenntnisse :
  - Engagement für Weiterbildung und die Bereitschaft, sich über die neuesten Forschungen und Innovationen in der Gastroenterologie auf dem Laufenden zu halten.
- Manuelle Geschicklichkeit :
  - Für den präzisen Umgang mit speziellen medizinischen Instrumenten oder Geräten.
- Datenschutz :
  - Strikte Einhaltung der Patientenrechte in Bezug auf Vertraulichkeit und Datenschutz.
- Organisation und Zeitmanagement :
- Fähigkeit, Aufgaben in einem schnellen Umfeld effektiv zu priorisieren und mehrere Anfragen gleichzeitig zu bearbeiten.

- Starke Berufsethik :
- Engagement für professionelle Standards, Integrität und die Bereitstellung einer qualitativ hochwertigen Versorgung für alle Patienten.

Ein Krankenpfleger für Gastroenterologie muss eine Kombination aus Medizintechniker, Erzieher, Berater und Fürsprecher sein. Jede dieser Fähigkeiten und Eigenschaften trägt zu einer umfassenden Patientenbetreuung bei, die nicht nur körperliche Sicherheit, sondern auch emotionales und psychologisches Wohlbefinden gewährleistet.

Weiterbildung
und Karriereentwicklung.

Die Welt der Medizin mit ihrem rasanten Tempo an Entdeckungen und Innovationen erfordert ein ständiges Engagement für die Weiterbildung. Für den Krankenpfleger in der Gastroenterologie ist dieses Engagement in doppelter Hinsicht von entscheidender Bedeutung. Es gewährleistet nicht nur eine qualitativ hochwertige Patientenversorgung, sondern bietet auch Möglichkeiten zur beruflichen Weiterentwicklung. Sehen wir uns an, wie die Weiterbildung den beruflichen Werdegang eines Krankenpflegers in diesem Bereich gestalten kann.

- Spezialisierte Lernmodule :
  - Diese Module können bestimmte Bereiche abdecken, z. B. fortgeschrittene endoskopische Techniken, die Behandlung von entzündlichen Darmerkrankungen oder neue Entwicklungen in der Ernährungstherapie.
- Zusätzliche Zertifizierungen :
  - Diese Zertifizierungen, die häufig von Berufsverbänden angeboten werden,

bestätigen die Fachkenntnisse in bestimmten Bereichen der Gastroenterologie und stärken das Berufsprofil.

- Teilnahme an Konferenzen und Workshops :
  - Dies ermöglicht es Krankenpflegern, mit führenden Experten zu interagieren, die neuesten Forschungsergebnisse kennenzulernen und ein berufliches Netzwerk aufzubauen.
- Engagement in der klinischen Forschung :
  - Für diejenigen, die der Forschung zugeneigt sind, kann die Teilnahme an klinischen Studien die Türen zu Stellen in der Forschungskoordination oder sogar zu beratenden Rollen öffnen.

- Management- und Führungstrainings :
  - Diese Schulungen bereiten Krankenpfleger auf Managementrollen vor, sei es als Teamleiter, Vorgesetzte oder sogar als Stationsmanager.
- Fortgeschrittene Spezialisierung :
  - Rollen wie der Krankenpfleger mit Spezialisierung auf Gastroenterologie können in Betracht gezogen werden, die zwar ein fortgeschrittenes Studium erfordern, aber eine größere klinische Autonomie bieten.
- Unterricht :
  - Mit zunehmender Erfahrung und Ausbildung können sich einige dafür entscheiden, ihr Wissen als klinische Pädagogen oder Ausbilder in Krankenpflegeschulen weiterzugeben.
- Beratende Rollen :
  - Im Bereich der Medizinprodukte oder Therapeutika können erfahrene Krankenpfleger aufgrund ihrer klinischen Expertise herangezogen werden.

- Engagement in Vereinen :
  - Die aktive Teilnahme an Berufsverbänden kann zu Führungsrollen in diesen Organisationen führen.

Die Karriereentwicklung eines Krankenpflegers in der Gastroenterologie endet nicht am Patientenbett. Mit kontinuierlicher Weiterbildung, unersättlicher Neugier und der Verpflichtung zu Spitzenleistungen sind die Möglichkeiten weitreichend. Ob in der Klinik, in der Forschung, in der Verwaltung, im Unterricht oder in der Beratung - jeder Schritt der Weiterbildung öffnet eine neue Tür und verspricht Wachstum, Zufriedenheit und Wirkung im weiten Feld der Gastroenterologie.

Kapitel 4
HÄUFIGE VERFAHREN UND PROTOKOLLE IN DER GASTROENTEROLOGIE

Endoskopie : Vorbereitung, Durchführung und Überwachung nach der Prozedur.

Die Endoskopie ist ein unverzichtbares Verfahren in der Gastroenterologie, das eine direkte Sicht auf bestimmte Bereiche des Verdauungssystems ermöglicht. Für den Krankenpfleger ist die Begleitung des Patienten vor, während und nach der Untersuchung von entscheidender Bedeutung, um Sicherheit und Komfort zu gewährleisten. Lassen Sie uns in die einzelnen Schritte dieser Betreuung eintauchen.

- Vorbereitung auf die Endoskopie :
  - **Vorherige Konsultation**: Der Krankenpfleger erhebt die Krankengeschichte des Patienten, überprüft die aktuellen Medikamente und vergewissert sich, dass der Patient das Verfahren versteht.
  - **Fasten**: Je nach Art der Endoskopie wird der Patient in der Regel aufgefordert, vor der Untersuchung eine bestimmte Anzahl von Stunden zu fasten.
  - **Vorbereitung des Darms**: Für eine Koloskopie ist es z. B. entscheidend, dass der Darm leer ist. Der Krankenpfleger gibt klare Anweisungen zur Einnahme von Spüllösungen oder Abführmitteln.

- **Informierte Zustimmung**: Der Krankenpfleger vergewissert sich, dass der Patient das Verfahren und seine potenziellen Risiken verstanden hat, und gibt seine Zustimmung zur Durchführung des Verfahrens.
- Durchführung der Endoskopie :
    - **Einrichten des Patienten** : Der Patient wird in geeigneter Position auf den Untersuchungstisch gelegt, häufig auf die Seite.
    - **Überwachung**: Der Krankenpfleger überwacht während des Verfahrens ständig die Vitalzeichen des Patienten, einschließlich Blutdruck, Herzfrequenz und Sauerstoffsättigung.
    - **Verabreichung von Medikamenten** : Häufig werden Beruhigungs- oder Schmerzmittel verabreicht, um das Wohlbefinden des Patienten zu gewährleisten. Der Krankenpfleger muss dann auf die richtige Verabreichung achten und jede Reaktion überwachen.
    - **Unterstützung des Arztes**: Der Krankenpfleger unterstützt den Gastroenterologen, indem er ihm die erforderlichen Instrumente reicht und ggf. bei der Handhabung des Endoskops behilflich ist.
- Überwachung nach der Prozedur :
    - **Erholung**: Nach dem Eingriff wird der Patient in einen Erholungsraum gebracht, wo der Krankenpfleger die Vitalzeichen überwacht und dafür sorgt, dass der Patient ordnungsgemäß aus der Sedierung erwacht.
    - **Erkennen von Komplikationen** : Obwohl selten, können bestimmte Komplikationen wie Blutungen oder Perforationen auftreten. Der

Krankenpfleger muss wachsam sein und diese Komplikationen schnell erkennen können.

- **Postprozedurale Beratung**: Vor der Abreise informiert der Krankenpfleger den Patienten darüber, was ihn nach der Endoskopie erwartet, welche Nebenwirkungen auftreten können und wann er seine normale Ernährung wieder aufnehmen sollte.
- **Nachsorge**: In einigen Fällen kann eine telefonische Nachsorge durchgeführt werden, um sicherzustellen, dass es dem Patienten gut geht und keine Spätkomplikationen auftreten.

Die Endoskopie ist ein gängiges Verfahren in der Gastroenterologie, erfordert jedoch bei jedem Schritt sorgfältige Aufmerksamkeit, um die Sicherheit und das Wohlbefinden des Patienten zu gewährleisten. Dank des Fachwissens und der Fürsorge des Krankenpflegers wird dieser Eingriff so komfortabel und sicher wie möglich gestaltet, so dass entscheidende diagnostische Informationen gewonnen oder therapeutische Eingriffe vorgenommen werden können.

Koloskopie :
das Verfahren Schritt für Schritt erklärt.

Die Koloskopie ist ein endoskopisches Verfahren, bei dem der Dickdarm oder Colon (Dickdarm) gründlich untersucht wird. Sie ist ein wichtiges Diagnoseinstrument, um Erkrankungen wie Polypen, Krebs oder Entzündungen zu erkennen. Lassen Sie uns dieses Verfahren Schritt für Schritt erklären.

- Grund für die Koloskopie :
- Häufige Gründe für die Empfehlung einer Darmspiegelung sind u. a. das Screening auf

Darmkrebs, die Beurteilung von Verdauungssymptomen (wie Blutungen oder Bauchschmerzen) und die Überwachung bereits bestehender Erkrankungen wie entzündliche Darmerkrankungen.

- Vorbereitung :
  - **Erste Anweisungen**: Die Patienten erhalten klare Anweisungen zur Vorbereitung, oft einige Wochen vor dem Verfahren.
  - **Spezialdiät**: 1-2 Tage vor der Koloskopie wird in der Regel eine ballaststoffarme Diät und am Vortag eine klare Flüssigkeitsdiät empfohlen.
  - **Darmvorbereitung**: Am Abend vor der Untersuchung (oder manchmal am Morgen des Untersuchungstages) nimmt der Patient eine Spüllösung ein, um den Dickdarm vollständig zu reinigen. Dieser Schritt ist entscheidend, um klare Bilder zu erhalten.
- Der Tag des Verfahrens :
  - **Ankunft und Einrichtung**: Nachdem der Patient in der Klinik oder im Krankenhaus angekommen ist, wird er in Untersuchungskleidung gesteckt. Häufig wird ein intravenöser Katheter zur Verabreichung von Medikamenten eingeführt.
  - **Sedierung**: Normalerweise werden sedierende Medikamente verabreicht, die dem Patienten helfen, sich zu entspannen und während des Eingriffs bequem zu bleiben.
- Die Koloskopie selbst :
  - **Positionierung** : Der Patient wird in der Regel auf die linke Seite gelegt, die Beine sind leicht angewinkelt.
  - **Einführung des Koloskops**: Ein Koloskop, ein flexibler Schlauch mit einer Kamera, wird vorsichtig durch den Anus eingeführt und langsam durch den Dickdarm vorgeschoben.

- **Luftinsufflation**: Luft oder Kohlendioxid wird eingeblasen, um den Dickdarm aufzublähen und eine bessere Sicht zu ermöglichen.
- **Untersuchung**: Der Arzt untersucht den Dickdarm, während das Koloskop schrittweise zurückgezogen wird, und sucht nach Anomalien wie Polypen, Tumoren oder Entzündungen. Gegebenenfalls werden Biopsien durchgeführt.
- **Polypektomie**: Wenn Polypen entdeckt werden, können sie oft sofort mithilfe spezieller Instrumente, die durch das Koloskop geführt werden, entfernt werden.
- Nach dem Verfahren :
  - **Erholung von der Sedierung**: Der Patient wird in einem Erholungsgebiet überwacht, bis der größte Teil der Sedierungseffekte nachlässt.
  - **Ergebnisse**: Der Gastroenterologe bespricht in der Regel die ersten Ergebnisse und eventuelle Empfehlungen. Wenn Biopsien durchgeführt wurden, kann es erforderlich sein, einige Tage auf die endgültigen Ergebnisse zu warten.
  - **Verbleibende Gase** : Das Einblasen von Luft kann zu Blähungen oder Gasen führen, die sich in der Regel schnell verflüchtigen.
- Empfehlungen nach dem Verfahren :
  - Die Patienten werden in der Regel aufgefordert, sich für den Rest des Tages auszuruhen.
  - Vom Autofahren wird 24 Stunden lang nach der Sedierung abgeraten, daher ist oft eine Begleitung für den Heimweg erforderlich.

Die Koloskopie ist ein sicheres und wirksames Verfahren, wenn sie von qualifizierten Fachleuten durchgeführt wird. Sie spielt eine entscheidende Rolle bei der Vorbeugung,

Diagnose und Behandlung verschiedener Erkrankungen des Dickdarms.

Proben, Biopsien
und andere laufende Interventionen.

Im Rahmen der Gastroenterologie werden verschiedene Eingriffe vorgenommen, um bestimmte Zustände zu diagnostizieren oder zu behandeln. Lassen Sie uns einige der häufigsten und ihre Bedeutung erkunden.

- Proben und Biopsien:
    - **Magenbiopsie**: Wird verwendet, um Entzündungen, Infektionen (wie *Helicobacter pylori*) oder Tumore des Magens zu beurteilen.
    - **Biopsie des Dickdarms**: Wird häufig im Rahmen einer Koloskopie durchgeführt und dient der Untersuchung von Polypen, der Diagnose von entzündlichen Darmerkrankungen oder der Erkennung von Darmkrebs.
    - **Leberbiopsie**: Eine Probe des Lebergewebes wird entnommen, um Lebererkrankungen wie Hepatitis, Zirrhose oder Tumore zu beurteilen.
- Dehnung:
    - **Ösophagusdilatation**: Wenn der Patient eine Stenose oder eine Verengung der Speiseröhre hat, kann ein spezielles Instrument verwendet werden, um diesen Bereich sanft zu erweitern und die Passage der Nahrung zu verbessern.
    - **Erweiterung der Gallenwege**: In manchen Fällen können die Gallengänge, die die Galle transportieren, verengt sein. Durch eine Erweiterung kann der Abfluss der Galle verbessert werden.

- Polypektomie:
    - Das ist die Entfernung von Polypen, die normalerweise bei einer Darmspiegelung entdeckt werden. Es ist eine wichtige vorbeugende Maßnahme, da sich einige Polypen zu Krebs entwickeln können.
- Endoskopische Sphinkterotomie:
    - Dieser Eingriff wird durchgeführt, um Probleme mit der Gallenblase oder der Bauchspeicheldrüse zu behandeln. Er beinhaltet einen Einschnitt in den Oddi-Sphinkter, den Muskel, der den Fluss von Galle und Pankreassaft steuert.
- Einsetzen von Stents:
    - Wenn ein Kanal oder eine Passage verstopft ist, z. B. bei einem Tumor, kann ein Stent (ein kleines Röhrchen) eingesetzt werden, um die Passage offen zu halten.
- Endoskopische Entfernung von Tumoren:
    - Bei einigen oberflächlichen Tumoren des Verdauungstrakts ist es möglich, sie endoskopisch zu entfernen, ohne dass eine offene Operation erforderlich ist.
- Hämostase:
    - Blutungen aus dem Verdauungstrakt können mit verschiedenen endoskopischen Methoden behandelt werden, z. B. mit Injektionen, thermischer Koagulation oder dem Einsetzen von Clips.
- Ligatur von Ösophagusvarizen:
    - Ösophagusvarizen sind erweiterte Venen, die bluten können. Bei der Ligatur wird ein Gummiband um die Krampfader gelegt, um sie abzubinden und die Blutung zu stoppen.

Jeder dieser Eingriffe erfordert eine spezifische Vorbereitung, technische Kompetenz und postprozedurale Überwachung. Die Rolle des Krankenpflegers ist entscheidend, um die Sicherheit des Patienten, eine angemessene Vorbereitung, einen reibungslosen Ablauf des Verfahrens und eine angemessene Nachsorge zu gewährleisten.

Kapitel 5
UMGANG MIT GÄNGIGEN FÄLLEN
IN DER GASTROENTEROLOGIE

Entzündliche Darmerkrankungen:
Anzeichen, Symptome und Behandlung.

Entzündliche Darmerkrankungen (IBD) sind eine Gruppe von Erkrankungen, die eine anhaltende Entzündung des Verdauungstrakts verursachen. Die beiden wichtigsten Formen von IBD sind Morbus Crohn und Colitis ulcerosa. Während diese beiden Krankheiten gemeinsame Merkmale aufweisen, betreffen sie unterschiedliche Teile des Verdauungstrakts.

*   Morbus Crohn :
*   **Betroffene Bereiche**: Der gesamte Verdauungstrakt vom Mund bis zum After kann betroffen sein. Die Entzündung ist oft tiefgreifend und kann alle Schichten der Darmwand betreffen.
*   **Anzeichen und Symptome**: Bauchschmerzen, Durchfall, Gewichtsverlust, Fieber, Müdigkeit, Übelkeit, Mundgeschwüre, Analprobleme wie Risse, Fisteln oder Abszesse.
*   Ulzerative Kolitis :
*   **Betroffene Bereiche**: Nur der Dickdarm (Kolon und Rektum). Die Entzündung ist meist oberflächlicher und betrifft die Schleimhaut.
*   **Anzeichen und Symptome**: Blutiger Durchfall, Bauchschmerzen und Krämpfe, dringender Stuhlgang, Müdigkeit, Gewichtsverlust, Fieber.

Gemeinsame Risikofaktoren :
- Familiengeschichte
- Alter (wird oft bei jungen Erwachsenen diagnostiziert)
- Rauchen (erhöht das Risiko für Morbus Crohn und kann vor Colitis ulcerosa schützen)
- Verwendung von nicht-steroidalen Entzündungshemmern (NSAIDs)

Behandlungen :
- Medikamente :
  - **Aminosalicylate**: wie Mesalazin oder Sulfasalazin, die Entzündungen reduzieren.
  - **Kortikoide**: wie Prednison, reduzieren die Entzündung und werden bei akuten Schüben eingesetzt.
  - **Immunsuppressiva**: wie Azathioprin oder Mercaptopurin, die die Aktivität des Immunsystems reduzieren.
  - **Biologisch**: wie Infliximab oder Adalimumab, die spezifisch auf bestimmte Stoffe abzielen, die an der Entzündung beteiligt sind.
- Chirurgie:
  - **Morbus Crohn**: Bei Komplikationen oder therapieresistenter Krankheit kann eine Resektion des betroffenen Teils erforderlich sein.
  - **Colitis ulcerosa**: Wenn die Medikamente nicht wirken, kann eine Kolektomie (Entfernung des Dickdarms) empfohlen werden.
- Andere Behandlungen:
  - **Ernährung**: Bei manchen Patienten sind Nahrungsergänzungsmittel oder eine spezielle Ernährung erforderlich, insbesondere während der Schübe.
  - **Probiotika**: Obwohl die Forschung noch nicht abgeschlossen ist, könnten bestimmte Stämme von Probiotika helfen, die Remission aufrechtzuerhalten.

- Umgang mit Symptomen:
  - Vermeiden Sie häufige Nahrungsmittelauslöser wie scharfe, fettige oder laktosehaltige Speisen.
  - Bewältigen Sie Stress, der die Symptome verschlimmern kann.
  - Regelmäßige Nachsorge mit einem Gastroenterologen, um die Krankheit zu überwachen und die Behandlung anzupassen.

Krankenpfleger in der Gastroenterologie spielen bei der Behandlung von Patienten mit IBD eine entscheidende Rolle. Ob es darum geht, die Patienten über die Krankheit aufzuklären, Medikamente zu verabreichen, Nebenwirkungen zu überwachen oder emotionale Unterstützung zu leisten - Krankenpfleger spielen eine zentrale Rolle im Behandlungsverlauf der Patienten.

Störungen der Leber und der Gallenwege.

Die Leber ist eines der größten und komplexesten Organe des Körpers und spielt eine zentrale Rolle bei der Verdauung, der Entgiftung und dem Stoffwechsel. Die Gallenwege wiederum sind entscheidend für den Transport der Galle, einer Flüssigkeit, die von der Leber zur Fettverdauung produziert wird. Verschiedene Erkrankungen können diese wichtigen Strukturen beeinträchtigen.

- Hepatitis:
  - **Virale** Hepatitis: Eine Entzündung der Leber, die durch einen der fünf Hepatitisviren (A, B, C, D, E) verursacht wird. Zu den Symptomen gehören Gelbsucht, Müdigkeit, Übelkeit und Bauchschmerzen.

- **Autoimmunhepatitis**: Eine chronische Krankheit, bei der das Immunsystem die Leber angreift.
- **Alkoholische Hepatitis**: Entzündung und Schädigung der Leber aufgrund von übermäßigem Alkoholkonsum.
- Zirrhose:
  - Chronische Vernarbung und Funktionsstörungen der Leber als Folge verschiedener Erkrankungen, z. B. chronische Hepatitis oder Alkoholmissbrauch.
- Leberkrebs:
  - Kann sich direkt in der Leber entwickeln (hepatozelluläres Karzinom) oder aus der Ausbreitung anderer Krebsarten resultieren.
- Lebersteatose:
  - Fettansammlung in den Leberzellen, die häufig mit Fettleibigkeit, Diabetes oder übermäßigem Alkoholkonsum einhergeht. Kann sich zu einer nicht-alkoholischen Steatohepatitis (NASH) entwickeln, einer schwereren Form, die zu Zirrhose führen kann.
- Primäre biliäre Cholangitis (PBC):
  - Autoimmunkrankheit, die die kleinen Gallengänge innerhalb der Leber betrifft.
- Primär sklerosierende Cholangitis (PSC):
  - Entzündung, Vernarbung und Verstopfung der Gallenwege innerhalb und außerhalb der Leber.
- Gallenlithiasis (Gallensteine):
  - Kleine Steine, die in der Gallenblase gebildet werden und die Gallenwege blockieren und starke Schmerzen verursachen können.
- Gallengangskrebs (Cholangiokarzinom):
  - Bösartiger Tumor, der sich aus den Zellen der Gallenwege entwickelt.

- Infektionen:
  - **Leberabszess**: Eine Ansammlung von Eiter in der Leber, die meist durch eine Infektion verursacht wird.
  - **Akute Cholangitis**: Eine Infektion der Gallenwege, die oft durch eine Verstopfung verursacht wird.

Diagnose und Behandlung:

Hepatobiliäre Störungen werden mithilfe einer Kombination aus Bluttests, bildgebenden Verfahren (wie Ultraschall, CT, MRT) und in einigen Fällen mithilfe einer Leberbiopsie diagnostiziert.

Die Behandlung hängt von der spezifischen Krankheit ab und reicht von medikamentösen Eingriffen (wie antivirale Mittel bei Hepatitis) bis hin zu chirurgischen Eingriffen (z. B. zur Entfernung von Gallensteinen oder Tumoren). In schweren Fällen kann eine Lebertransplantation erforderlich sein.

Im Rahmen der gastroenterologischen Krankenpflege ist die Aufklärung der Patienten über Prävention, Symptommanagement, Medikamentengabe und die Überwachung möglicher Komplikationen von entscheidender Bedeutung. Krankenpfleger spielen eine zentrale Rolle bei der Unterstützung von Patienten mit hepatobiliären Erkrankungen, indem sie deren Behandlungspfad lenken und eine optimale Lebensqualität gewährleisten.

Gastritis, Magengeschwüre und andere Magenbeschwerden.

Der Magen ist ein muskulöser Hohlraum, der für die Verdauung von entscheidender Bedeutung ist. Aufgrund seines sauren Milieus ist er jedoch auch anfällig für verschiedene Erkrankungen.

- Gastritis:
  - **Beschreibung**: Entzündung der Magenschleimhaut.
  - **Ursachen**: Infektionen (häufig in Verbindung mit *Helicobacter pylori*), Alkoholmissbrauch, langfristige Einnahme von nichtsteroidalen entzündungshemmenden Medikamenten (NSAIDs), Stress, Gallenrückfluss, etc.
  - **Symptome**: Bauchschmerzen oder -beschwerden, Übelkeit, Erbrechen, frühes Sättigungsgefühl.
- Gastroduodenale Geschwüre:
  - **Beschreibung**: Offene Läsionen, die sich auf der Schleimhaut des Magens (Magengeschwür) oder des Zwölffingerdarms (Zwölffingerdarmgeschwür) bilden.
  - **Ursachen**: Infektion mit *H. pylori*, Langzeitanwendung von NSAR, genetische Faktoren, Rauchen.
  - **Symptome**: Brennende oder stechende Bauchschmerzen, Übelkeit, Säurereflux, Gewichtsverlust.
- Gastroenteritis:
  - **Beschreibung**: Entzündung der Schleimhaut des Magens und des Darms.
  - **Ursachen**: virale, bakterielle oder parasitäre Infektionen, Lebensmittelvergiftungen.
  - **Symptome**: Durchfall, Erbrechen, Bauchkrämpfe, Fieber, Dehydrierung.
- Reizmagensyndrom (nervöse Gastritis):
  - **Beschreibung**: Funktionelle Störungen ohne erkennbare organische Schäden.
  - **Ursachen**: Stress, falsche Ernährung, hormonelle Störungen.
  - **Symptome**: Bauchschmerzen, Blähungen, Völlegefühl, Säurereflux.

- Magentumore:
  - **Beschreibung**: Abnormales Zellwachstum im Magen, das gutartig (z. B. Polypen) oder bösartig (Magenkrebs) sein kann.
  - **Ursachen**: Genetische Faktoren, *H. pylori-Infektion*, Ernährung mit hohem Anteil an salzigen und geräucherten Lebensmitteln, Rauchen, chronische atrophische Gastritis.
  - **Symptome**: Appetitlosigkeit, Gewichtsverlust, Bauchschmerzen, Übelkeit, Erbrechen, Blutungen im Verdauungstrakt.

Diagnose und Behandlung:
Die Diagnose dieser Magenbeschwerden beruht in der Regel auf klinischen Symptomen, der Krankengeschichte, endoskopischen Untersuchungen (Gastroskopie), Biopsien, Blutanalysen und Atemtests auf *H. pylori*.
Die Behandlung wird an den spezifischen Zustand angepasst:
- Antibiotika zur Ausrottung von *H. pylori*.
- Protonenpumpenhemmer (PPI) oder H2-Rezeptorantagonisten zur Verringerung der Magensäure.
- Krampflösende Medikamente bei funktionellen Störungen.
- Chirurgie bei Komplikationen von Geschwüren oder zur Entfernung von Tumoren.
- Diät und Ernährungstipps zur Vermeidung von Auslösern.

Die Rolle des Krankenpflegers ist bei der Behandlung von Magenbeschwerden von entscheidender Bedeutung. Dazu gehört die Aufklärung des Patienten über die Einnahme von Medikamenten, die Bedeutung der Therapietreue, die Vermeidung von Komplikationen und die empfohlenen diätetischen Änderungen. Die Fähigkeit der Krankenpfleger, eine einfühlsame und erzieherische Pflege zu leisten, ist entscheidend, um den Patienten zu helfen, sich in diesen oft schmerzhaften und unbequemen Zuständen zurechtzufinden.

Kapitel 6
DIE BEZIEHUNG ZWISCHEN PATIENT UND KRANKENPFLEGER: EIN VERTRAUENSVERHÄLTNIS

Emotionale Herausforderungen der Betreuung.

Die Arbeit des Krankenpflegers auf der gastroenterologischen Station ist nicht nur eine technische, sondern auch eine sehr emotionale Angelegenheit. Die intime und oft komplexe Natur von Magen-Darm-Erkrankungen kann die Pflege sowohl für den Patienten als auch für die Pflegekraft emotional anspruchsvoll machen.

- Anfälligkeit des Patienten:
  - **Intimität der Untersuchung**: Verfahren wie die Koloskopie oder Endoskopie können als invasiv und unangenehm für den Patienten empfunden werden.
  - **Stigmatisierung**: Krankheiten wie entzündliche Darmerkrankungen können zu unangenehmen Symptomen (Durchfall, Blähungen) führen, die Scham oder Verlegenheit hervorrufen können.
- Schwierige Kommunikation:
  - **Mitteilung schwerwiegender Diagnosen**: Einen Patienten über eine Krebserkrankung oder eine chronische Krankheit zu informieren, kann emotional belastend sein.
  - **Komplexe Verfahren erklären**: Es ist eine Herausforderung, medizinische Konzepte zu vereinfachen und gleichzeitig sicherzustellen, dass der Patient sie versteht.

48

- Emotionale   Belastung des Krankenpflegers:
    - **Empathie vs. Überinvestition**: Finden Sie das Gleichgewicht zwischen emotionalem Engagement für das Wohlergehen des Patienten und der Wahrung einer gewissen Distanz für Ihre eigene psychische Gesundheit.
    - Burnout: Wiederholte Aufgaben, Stress und intensive emotionale Situationen können zu einem Burnout führen.
- Mit den Erwartungen des Patienten und seiner Familie umgehen:
    - **Hoffnungen vs. Realitäten**: Manchmal müssen die Hoffnungen der Patienten oder ihrer Familien in Bezug auf die Behandlungsergebnisse oder die Heilungsdauer gedämpft werden.
    - **Sterbebegleitung**: Bei schweren Krankheiten ist es eine emotional belastende Aufgabe, den Patienten und seine Familie in dieser Phase zu begleiten.
- In einem Team   arbeiten:
    - **Interprofessionelle Konflikte**: Unterschiedliche Meinungen über die Behandlung eines Patienten können zu Spannungen führen.
    - **Gegenseitige emotionale Unterstützung**: Es ist wichtig, sich auf seine Kollegen verlassen zu können, um Unterstützung zu erhalten, Erfahrungen auszutauschen oder Dampf abzulassen.
- Ausbildung und Supervision:
    - **Mangelnde emotionale Schulung**: Die meisten Krankenpflegerausbildungen konzentrieren sich auf technische Fähigkeiten, während die emotionale Seite der Pflege manchmal vernachlässigt wird.

- **Bedarf an Supervision**: Die Möglichkeit, regelmäßig mit einem Supervisor oder Psychologen zu sprechen, kann bei der Bewältigung von Stress und Emotionen helfen.

Strategien zur Anpassung:
Um diesen Herausforderungen zu begegnen, ist es für Krankenpfleger von entscheidender Bedeutung, Bewältigungsstrategien zu entwickeln:

- **Weiterbildung**: Teilnahme an Schulungen zu den Themen Kommunikation, Umgang mit Emotionen oder Ethik.
- **Regelmäßige Supervision**: Raum für Austausch und Reflexion.
- **Wellness-Praktiken**: Entspannungstechniken, Meditation, Sport, Hobbys usw.
- **Unterstützungsnetzwerke**: Peer-to-Peer-Austausch, Gesprächsgruppen oder psychologische Unterstützung

Das Bewusstsein und die Anerkennung der emotionalen Herausforderungen, die mit der Behandlung in der Gastroenterologie verbunden sind, sind entscheidend, um das Wohlbefinden der Fachkräfte und eine optimale Patientenversorgung zu gewährleisten.

Kommunikation und Patientenbildung.

Die Kommunikation ist ein zentrales Element der gastroenterologischen Krankenpflegerpraxis. Sie spielt eine wesentliche Rolle bei der Aufklärung, der Prävention, dem Verständnis und dem Umgang mit gastrointestinalen Erkrankungen.

- Den Patienten verstehen:
  - **Aktives Zuhören**: Wenn Sie sich Zeit nehmen, um dem Patienten zuzuhören, können Sie seine Sorgen, Symptome und Erwartungen besser verstehen.
  - **Ganzheitliche Bewertung**: Berücksichtigen Sie neben den körperlichen Symptomen auch die emotionalen, sozialen und kulturellen Dimensionen des Einzelnen.
- Informationen weitergeben:
  - **Vereinfachung medizinischer Fachbegriffe**: Übersetzen Sie medizinische Fachbegriffe in eine verständliche Sprache, ohne die Genauigkeit der Informationen zu beeinträchtigen.
  - **Verwendung von visuellen Medien**: Diagramme, Videos und Modelle können das Verständnis erleichtern.
- Patientenbildung:
  - **Selbstmanagement der Krankheit**: Schulung des Patienten im Umgang mit seinen Symptomen, der Einnahme von Medikamenten und Notfallsituationen.
  - **Vorbereitung auf Verfahren**: Erklären Sie klar die Schritte, Risiken und Vorteile von Interventionen.
  - Ernährungsberatung: Geben Sie spezifische Ernährungsempfehlungen für jede gastrointestinale Erkrankung.
- Umgang mit Emotionen:
  - **Validierung von** Gefühlen: Erkennen und validieren Sie die Gefühle des Patienten, ob es sich nun um Angst, Furcht oder Frustration handelt.
  - **Entspannungstechniken**: Bieten Sie Techniken wie tiefes Atmen oder Visualisierung

an, um den mit der Krankheit oder dem Verfahren verbundenen Stress zu bewältigen.

- Die Familie einbeziehen:
  - **Gemeinsame Erziehungssitzungen**: Beziehen Sie die Familie oder Angehörige in die Aufklärungssitzungen ein, damit sie den Patienten unterstützen können.
  - **Diskussionen über Vertraulichkeit**: Gewährleistung der Privatsphäre bei gleichzeitiger Anerkennung der entscheidenden Rolle der Angehörigen in der Pflege.
- Feedback und Klärung:
  - **Verständnisprüfung**: Bitten Sie den Patienten, die vermittelten Informationen umzuformulieren, um sicherzustellen, dass er sie verstanden hat.
  - **Bereitschaft, Fragen zu** stellen: Ermutigen Sie den Patienten, Fragen zu stellen, sowohl allgemeine als auch spezifische.
- Auffrischung der Kenntnisse:
  - **Fortbildung**: Krankenpfleger müssen sich regelmäßig fortbilden, um über neue Verfahren, Behandlungen und Kommunikationstechniken auf dem Laufenden zu bleiben.
  - **Gemeinsame Nutzung von Ressourcen**: Bieten Sie dem Patienten Broschüren, Links zu vertrauenswürdigen Websites oder Leseempfehlungen an, um sein Wissen zu vertiefen.

Kommunikation und Aufklärung sind zwei grundlegende Säulen in der gastroenterologischen Behandlung. Eine effektive Kommunikation stärkt das Vertrauen, fördert die Therapietreue und verbessert die klinischen Ergebnisse. Aufklärung wiederum befähigt den Patienten, eine aktive Rolle in Bezug auf seine eigene Gesundheit zu spielen, und führt ihn zu informierten Entscheidungen und einer besseren Lebensqualität. Krankenpfleger haben als Vermittler zwischen der medizinischen Welt und dem Patienten eine zentrale Verantwortung in diesem Bereich.

Umgang mit schwierigen Fällen und heiklen Situationen.

In einer gastroenterologischen Abteilung sind Krankenpfleger regelmäßig mit komplexen Situationen konfrontiert, sei es in medizinischer, emotionaler oder zwischenmenschlicher Hinsicht. Die Fähigkeit, mit diesen heiklen Fällen und Momenten umzugehen, ist entscheidend, um die Sicherheit und das Wohlbefinden des Patienten zu gewährleisten und gleichzeitig die Professionalität des Krankenpflegers zu wahren.

- Medizinisch komplexe   Fälle:
  - **Mehrere Erkrankungen**: Bei manchen Patienten können mehrere Erkrankungen gleichzeitig auftreten, was eine besondere Aufmerksamkeit bei der Verwaltung von Medikamenten und Behandlungen erfordert.
  - Nebenwirkungen: Das Auftreten unerwarteter Nebenwirkungen oder postoperativer Komplikationen erfordert Reaktionsfähigkeit und klinisches Fachwissen.
- Emotional aufgeladene   Situationen:
  - **Überbringen einer schwerwiegenden Diagnose**: Das Überbringen einer schlechten Nachricht erfordert Einfühlungsvermögen, Klarheit und Unterstützung.
  - **Trauerbewältigung**: Die Begleitung der Familie und die Bewältigung der eigenen Emotionen sind im Umgang mit einem

unheilbar kranken oder verstorbenen Patienten von entscheidender Bedeutung.

- Schwierige Beziehungsdynamiken:
  - **Unkooperative Patienten**: Manche Patienten verweigern die Behandlung oder sind mit den medizinischen Empfehlungen nicht einverstanden. Es ist wichtig, ihnen zuzuhören, zu klären, was auf dem Spiel steht, und nach einem Kompromiss zu suchen.
  - **Anspruchsvolle Angehörige**: Angehörige können manchmal unrealistische Erwartungen haben oder mit dem medizinischen Team nicht einverstanden sein. Der Schlüssel liegt in der Kommunikation und dem Setzen klarer Grenzen.
- Ethische Situationen:
  - **Informed consent**: Sicherstellen, dass der Patient alle Auswirkungen eines Verfahrens oder einer Behandlung vollständig versteht, bevor er seine Zustimmung erteilt.
  - **Lebensende und Entscheidungen zur Einschränkung der Behandlung**: Diese Entscheidungen sind immer komplex und erfordern einen multidisziplinären Ansatz und einen tiefen Respekt vor den Wünschen des Patienten und seiner Familie.
- Herausforderungen im Zusammenhang mit Kultur und Sprache:
  - **Sprachbarrieren**: Um eine klare Kommunikation zu gewährleisten, kann der Einsatz von Dolmetschern oder Übersetzungshilfen erforderlich sein.
  - **Respekt vor kulturellen Überzeugungen**: Das Verstehen und Respektieren der kulturellen Überzeugungen und Praktiken des Patienten kann die Behandlung beeinflussen.

- Umgang mit Stress und Burnout:
  - **Erkennen von Anzeichen**: Krankenpfleger sollten auf ihr eigenes emotionales und körperliches Wohlbefinden achten und Anzeichen von Erschöpfung erkennen.
  - **Professionelle Unterstützung**: Suchen Sie sich Hilfe, sei es durch Supervision, Kollegen oder berufliche Ressourcen.
- Rückmeldungen und Beschwerden von Patienten:
  - **Aktives Zuhören**: Sich die Zeit nehmen, den Sorgen oder Beschwerden des Patienten zuzuhören.
  - **Proaktive Lösung**: Zusammenarbeit mit dem medizinischen Team, um Probleme anzugehen und zu beheben.

Der Umgang mit schwierigen Fällen und heiklen Situationen ist ein wesentlicher Bestandteil der Rolle des Krankenpflegers in der Gastroenterologie. Die Anwendung eines patientenzentrierten Ansatzes in Verbindung mit kontinuierlicher Fortbildung, effektiver Kommunikation und professioneller Unterstützung ermöglicht es, sich mit Mitgefühl, Fachwissen und Integrität durch diese Herausforderungen zu navigieren.

Kapitel 7
DIE NOTSITUATIONEN
IN DER GASTROENTEROLOGIE

Blutungen im Verdauungstrakt:
Identifizierung und Intervention.

Blutungen im Verdauungstrakt, ob hoch oder niedrig, stellen einen medizinischen Notfall dar. Krankenpfleger für Gastroenterologie spielen eine entscheidende Rolle dabei, solche Blutungen schnell zu erkennen und geeignete Maßnahmen einzuleiten.

- Definitionen und Klassifizierungen:
  - **Blutungen aus dem oberen Verdauungstrakt (HDH)**: Ursprung proximal des Treitz'schen Ligaments, wie Magen- oder Zwölffingerdarmgeschwüre.
  - **Blutungen aus dem unteren Verdauungstrakt**: Ursprung distal des Treitz'schen Ligaments, oft in Verbindung mit Erkrankungen des Dickdarms oder des Rektums.
- Anzeichen und Symptome:
  - **HDH**: Melena (schwarzer, teerartiger Stuhl), Hämatemesis (Bluterbrechen), Hypotonie (niedriger Blutdruck), Tachykardie.
  - **HDB**: Rektorragie (hellrotes Blut im Stuhl), blutiger Stuhl, Schockzeichen bei starken Blutungen.
- Ersteinschätzung:
  - **Vorgeschichte des Patienten**: Medikamente (Entzündungshemmer, Blutverdünner),

Geschwüre oder andere Magen-Darm-Erkrankungen in der Vorgeschichte.

- **Körperliche Untersuchung**: Beurteilung der Vitalzeichen, Abdomenuntersuchung, Beurteilung des hämodynamischen Zustands.
- Erstversorgung:
  - **Hämodynamische Stabilisierung**: Verabreichung von Flüssigkeiten, ggf. Bluttransfusion.
  - **Einführen einer nasogastrischen Sonde**: Bei HDH, um das Vorhandensein und die Menge von Blut zu beurteilen.
  - **Sauerstofftherapie**: Vermeidung von Hypoxie.
- Diagnostische Untersuchungen:
  - **Endoskopie**: Ermöglicht es, die Quelle der Blutung zu identifizieren und in vielen Fällen die verursachende Läsion zu behandeln.
  - **Koloskopie**: Wird bei Verdacht auf HDB eingesetzt.
  - **Angiografie**: In bestimmten Situationen, wenn die Blutungsquelle nicht eindeutig identifiziert werden kann oder wenn die Blutung andauert.
- Therapeutische Interventionen:
  - **Endoskopisch**: Koagulation, Clips, Ligatur von Ösophagusvarizen.
  - **Medikamente**: Protonenpumpenhemmer zur Verringerung der Magensäure, Vasokonstriktoren bei Ösophagusvarizen.
  - **Operation**: Wenn endoskopische und medikamentöse Methoden versagen oder nicht möglich sind.
- Krankenpfleger nach einem Eingriff:
  - **Kontinuierliche Überwachung**: Vitalzeichen, Auftreten neuer Blutungen.

- **Aufklärung des Patienten**: über Medikamente, Ernährung und Warnzeichen für neue Blutungen.
- **Emotionale Unterstützung**: Eine Blutung im Verdauungstrakt ist für viele Patienten ein traumatisches Erlebnis.
- Prävention:
  - Medikamente zum Schutz der Schleimhaut: Für Patienten mit einem Risiko für Geschwüre.
  - **Vermeiden Sie Alkohol und reizende Lebensmittel**: Für Patienten mit einer Vorgeschichte von Blutungen im Verdauungstrakt.
  - **Impfung**: Gegen Hepatitis B und C, um das Risiko einer Zirrhose und von Ösophagusvarizen zu verringern.

Blutungen im Verdauungstrakt sind ein medizinischer Notfall, der ein schnelles und koordiniertes Eingreifen erfordert. Krankenpfleger stehen aufgrund ihrer Ausbildung und Erfahrung an vorderster Front, um eine angemessene Beurteilung, Stabilisierung und Versorgung der Patienten zu gewährleisten und gleichzeitig wichtige emotionale und pädagogische Unterstützung zu bieten.

Darmverschluss: Zeichen, Interventionen und postoperative Pflege.

Darmverschlüsse sind mechanische oder funktionelle Obstruktionen, die die normale Passage des Darminhalts verhindern, und sind medizinische Notfälle. Sie müssen schnell erkannt und behandelt werden, um schwerwiegende Komplikationen zu vermeiden. Krankenpfleger spielen dabei eine zentrale Rolle.

- Definition und Ursachen:
  - **Mechanische Obstruktion**: Durch eine physische Verletzung, die die Passage behindert, wie z. B. ein Tumor, Verwachsungen oder ein Leistenbruch.
  - **Paralytischer Ileus**: Ein Stillstand der Darmkontraktionen ohne mechanische Behinderung, der oft durch eine Operation, eine Infektion oder Elektrolytverschiebungen verursacht wird.
- Anzeichen und Symptome:
  - **Bauchschmerzen**: Häufig Krämpfe und Koliken.
  - Aufgetriebener Bauch.
  - **Erbrechen**: Kann bei Dünndarmverschlüssen fäkaloid sein.
  - Fehlen von Blähungen und Stuhlgang
  - **Anzeichen für Dehydrierung**: Mundtrockenheit, blasse Hautfarbe, Oligurie.
- Ersteinschätzung:
  - **Krankengeschichte des Patienten**: Operationsgeschichte, Medikamente, Begleitsymptome
  - **Körperliche Untersuchung**: Hören auf Darmgeräusche (können überaktiv sein oder fehlen), Abtasten des Abdomens, Suche nach Anzeichen einer Peritonitis.
- Diagnostische Untersuchungen:
  - **Abdominalröntgen**: Zur Feststellung der Lage und der Ursache der Verstopfung.
  - **Abdomen-Scanner**: Für eine detailliertere Darstellung.
  - **Bluttests**: Zur Überprüfung auf Elektrolytstörungen und andere Anomalien.
- Erstversorgung:
  - **Fasten**: Um einer weiteren Überdehnung des Darms vorzubeugen.

- **Nasogastrische Sonde**: Zur Entlastung des Magens und des Dünndarms, um Dehnungen und Erbrechen zu lindern.
- **Rehydrierung**: Intravenös zur Korrektur von Dehydrierung und Elektrolytstörungen.
- Therapeutische Interventionen:
  - **Chirurgie**: Notwendig bei mechanischen Verschlüssen, die nicht auf eine konservative Behandlung ansprechen, oder bei Anzeichen von Strangulation oder Nekrose.
  - **Medizinische Behandlung**: Bei Ileus paralyticus werden die zugrunde liegenden Ursachen, wie z. B. eine Infektion, behandelt und der Elektrolythaushalt wiederhergestellt.
- Postoperative Krankenpfleger:
  - **Vitalüberwachung**: Überwachung von Vitalzeichen, Schmerzen und Darmgeräuschen
  - **Schmerzbehandlung**: Verabreichung von Schmerzmitteln nach Vorschrift.
  - **Überwachung von Operationswunden**: Suche nach Anzeichen von Infektionen oder Komplikationen
  - **Ernährungsunterstützung**: Beginnen Sie mit einer schrittweisen Nahrungsaufnahme, sobald der Darm wieder in Gang kommt.
  - **Patientenaufklärung**: Über Anzeichen von Komplikationen, Wundversorgung, Ernährung und Medikamente.
- Verhinderung von Rückfällen:
  - **Ernährungstipps**: Vermeiden Sie Nahrungsmittel, die zu Blähungen oder Gasbildung führen.
  - **Umgang mit Medikamenten**: Einige Medikamente können das Risiko eines paralytischen Ileus erhöhen.
  - **Körperliche Rehabilitation**: Leichte Übungen können helfen, die Darmmotilität anzuregen.

Ein Darmverschluss ist ein ernsthafter Zustand, der ein schnelles und angemessenes Eingreifen erfordert. Die Pflege durch Krankenpfleger, von der ersten Beurteilung bis zur postoperativen Pflege, ist für die Sicherheit und das Wohlergehen des Patienten von entscheidender Bedeutung. Kontinuierliche Weiterbildung und geschärfte Fähigkeiten ermöglichen es Krankenpflegern, eine qualitativ hochwertige Pflege zu leisten und Patienten in jeder Phase ihrer Genesung zu unterstützen.

Andere potenzielle Notfälle und deren Betreuung.

In der Gastroenterologie können neben Blutungen und Darmverschlüssen auch verschiedene andere Notfälle auftreten. Schnelles Handeln ist entscheidend, und die Betreuung durch Krankenpfleger ist bei der Bewältigung dieser Situationen von zentraler Bedeutung.

- Gastrointestinale Perforation:
    - **Anzeichen**: Starke Bauchschmerzen, starrer Bauch ("Holzbauch"), Fieber, Schockzeichen.
    - **Behandlung**: Fasten, Magensonde zur Druckentlastung, Antibiotika, Notoperation.
- Akute Pankreatitis:
    - **Anzeichen**: Starke Bauchschmerzen, die in den Rücken ausstrahlen, Übelkeit, Erbrechen, aufgeblähter Bauch.
    - **Behandlung**: Fasten, Schmerzmittel, Rehydratation, Behandlung von Elektrolytstörungen.
- Ösophagusvarizen, die bluten:
    - **Anzeichen**: Erbrechen von Blut, Melena, niedriger Blutdruck.
    - **Behandlung**: Vasokonstriktorische Medikamente, Endoskopie zur Ligatur oder

Sklerotherapie, Blakemore-Sonde bei unkontrollierten Blutungen.

- Akute Appendizitis:
  - **Anzeichen**: Schmerzen im rechten unteren Quadranten, Fieber, Übelkeit.
  - **Behandlung**: Notoperation zur Entfernung des Blinddarms, Antibiotika.
- Akute Cholezystitis:
  - **Anzeichen**: Schmerzen im rechten oberen Quadranten, Fieber, Übelkeit, Erbrechen.
  - **Behandlung**: Fasten, Antibiotika, Schmerzmittel, Cholezystektomie.
- Ischämie des Darms:
  - **Anzeichen**: Plötzliche, starke Bauchschmerzen, blutiger Durchfall, aufgebläht.
  - **Behandlung**: Revaskularisierung, chirurgische Resektion nekrotischer Segmente, Antibiotika.
- Fulminante Hepatitis:
  - **Anzeichen**: Gelbsucht, Bewusstseinstrübung, Blutungen.
  - **Behandlung**: Überwachung auf der Intensivstation, Lebertransplantation als letzte Möglichkeit.
- **Kurzdarmsyndrom** (nach extensiven Operationen) :
  - **Anzeichen**: Durchfall, Gewichtsverlust, Nährstoffmangel.
  - **Behandlung**: Nahrungsergänzungsmittel, Medikamente zur Verlangsamung der Passage, eventuell Darmtransplantation.

Jeder gastrointestinale Notfall stellt einzigartige Herausforderungen an die Diagnose und das Management. Krankenpfleger müssen gut ausgebildet sein, um die frühen Anzeichen und Symptome dieser Zustände zu erkennen, die Erstversorgung einzuleiten und mit einem multidisziplinären Team zusammenzuarbeiten, um eine umfassende Versorgung zu gewährleisten. Kontinuierliche Fortbildung und regelmäßige Aktualisierung des Wissens sind für eine optimale Versorgung von Notfallpatienten unerlässlich.

Kapitel 8
TEAMARBEIT:
EINE NOTWENDIGE SYNERGIE

Zusammenarbeit
mit Ärzten für Gastroenterologie.

Die enge Zusammenarbeit zwischen Krankenpflegern und Ärzten für Gastroenterologie ist für eine optimale Patientenversorgung von entscheidender Bedeutung. Diese Zusammenarbeit beschränkt sich nicht nur auf die Ausführung von Verschreibungen, sondern erstreckt sich auch auf die Kommunikation, die Pflegeplanung, die Patientenaufklärung und vieles mehr.

- Ersteinschätzung des Patienten:
  - **Anamnese**: Krankenpfleger erfassen häufig eine detaillierte Krankengeschichte des Patienten und können so wichtige Informationen für den Gastroenterologen aufspüren.
  - **Vorbereitung von Tests**: Hilfe bei der Koordination und Vorbereitung von Patienten für endoskopische oder andere Untersuchungen.
- Planung der Pflege:
  - **Besprechung komplexer Fälle**: Austausch von Informationen über den Patienten, um einen geeigneten Pflegeplan zu erstellen.
  - **Teilnahme an medizinischen Rundgesprächen**: Präsentation von aktuellen Informationen über den Zustand des Patienten, seine Symptome und seine Reaktion auf die Behandlung.

- Verfahren und Behandlungen:
    - **Unterstützung bei Endoskopien**: Vorbereitung des Patienten, Nachsorge während des Eingriffs und postoperative Überwachung.
    - **Verabreichung von Medikamenten**: Beobachten Sie die Reaktionen und Nebenwirkungen und teilen Sie dem Arzt alle Bedenken mit.
- Patientenbildung:
    - **Vorbereitung auf das Verfahren**: Erklären, was zu erwarten ist, Fragen beantworten.
    - **Umgang mit Medikamenten**: Aufklärung des Patienten über Dosierung, Nebenwirkungen und mögliche Wechselwirkungen.
    - **Diät und Ernährung**: Beratung zu speziellen Diäten, enteraler oder parenteraler Ernährung.
- Forschung und Weiterbildung:
    - **Teilnahme an klinischen Studien**: Krankenpfleger können bei der Datenerhebung und der Überwachung von Patienten helfen.
    - **Gemeinsame Schulungen**: Nehmen Sie an Seminaren, Konferenzen oder Workshops teil, um über die neuesten Entwicklungen auf dem Laufenden zu bleiben.
- Rückmeldungen und Empfehlungen:
    - **Feedback**: Krankenpfleger sind oft die ersten, die Veränderungen im Zustand des Patienten beobachten und können Anpassungen der Pflege oder der Behandlung empfehlen.
    - **Verbesserung der Pflegequalität**: Verbesserungsvorschläge auf der Grundlage der täglichen Beobachtungen oder des Patientenfeedbacks

Die Zusammenarbeit zwischen Krankenpflegern und gastroenterologischen Ärzten ist symbiotisch, wobei jede Fachkraft ihre Fähigkeiten und ihr Fachwissen zum Nutzen des Patienten einbringt. Offene Kommunikation, gegenseitiger Respekt und ein klares Verständnis der jeweiligen Rollen sind für diese fruchtbare Zusammenarbeit und für eine Pflege von höchster Qualität von entscheidender Bedeutung.

Die Rolle von Pflegehelfern und anderes paramedizinisches Personal.

Im Zusammenhang mit der Gastroenterologie spielen Pflegehelfer und andere paramedizinische Fachkräfte eine entscheidende Rolle bei der Gewährleistung einer umfassenden Patientenversorgung. Ihr Beitrag geht weit über die Grundversorgung hinaus und ist für den reibungslosen Ablauf der Abteilung von entscheidender Bedeutung.

- Pflegehelfer:
    - **Unterstützung im Alltag**: Hilft den Patienten bei Ihren täglichen Aktivitäten, wie z. B. beim Waschen, Anziehen und Fortbewegen.
    - **Vitalmaßnahmen**: Regelmäßige Überwachung der Vitalzeichen und Meldung von Unregelmäßigkeiten
    - **Essen und Trinken**: Helfen Sie den Patienten beim Essen und Trinken und achten Sie dabei auf spezielle Diäten.
    - **Probenahme**: Sammeln von Urin- oder Stuhlproben, wenn nötig.
    - **Kommunikation**: Als Vermittler zwischen Patient, Familie und medizinischem Team fungieren und die unausgesprochenen Bedürfnisse des Patienten erkennen.

- Physiotherapeuten:
  - **Postoperative Rehabilitation**: Unterstützung der Genesung von Patienten nach einer Operation oder einem längeren Krankenhausaufenthalt.
  - **Atemübungen**: Wesentlich für Patienten, die sich abdominalen Eingriffen unterziehen mussten.
  - **Frühzeitige Mobilisierung**: Förderung der Mobilität, um Komplikationen wie tiefe Venenthrombosen zu verhindern.
- Diätassistenten:
  - **Ernährungsbewertung**: Analyse des Ernährungszustands des Patienten, um eine geeignete Diät oder Nahrungsergänzung zu empfehlen.
  - **Spezielle Ernährungstipps**: Zum Beispiel für Patienten mit entzündlichen Darmerkrankungen oder Malabsorption.
  - **Verwaltung der enteralen und parenteralen Ernährung**: Überwachung der Patienten, die eine Spezialnahrung erhalten.
- Sozialarbeiter:
  - **Emotionale Unterstützung**: Unterstützung von Patienten und ihren Familien bei der Bewältigung von Krankheiten, Krankenhausaufenthalten und stressigen Situationen.
  - **Orientierung**: Hilfe bei der Planung der Entlassung aus dem Krankenhaus, der Suche nach Ressourcen in der Gemeinde, der Organisation der Rehabilitation oder der häuslichen Pflege.
- Labortechniker:
  - **Analysen**: Durchführung von Tests an Blut-, Urin- oder Stuhlproben zur Unterstützung der Diagnose oder Überwachung.

- **Berichte**: Melden Sie abnormale Ergebnisse umgehend, damit sofort eingegriffen werden kann.

Das paramedizinische Personal arbeitet eng mit Krankenpflegern und Ärzten zusammen, um eine ganzheitliche Patientenversorgung zu gewährleisten. Jedes Mitglied bringt ein einzigartiges Fachwissen mit und trägt so zum Reichtum und zur Wirksamkeit der gastroenterologischen Versorgung bei. Anerkennung, Weiterbildung und eine gute Kommunikation innerhalb dieses Teams sind entscheidend für die Optimierung der Pflegequalität.

Die Dienstbesprechungen und die Kontinuität der Pflege.

Die Kontinuität der Versorgung ist ein zentraler Pfeiler der modernen Medizin. Für Patienten mit gastroenterologischen Erkrankungen, die oft komplex sind und eine multidisziplinäre Behandlung erfordern, ist die Gewährleistung einer kontinuierlichen Versorgung von entscheidender Bedeutung. Dienstbesprechungen spielen hier eine wichtige Rolle, um sicherzustellen, dass alle beteiligten Berufsgruppen auf derselben Wellenlänge sind und gemeinsam für das Wohlergehen des Patienten arbeiten.

- Bedeutung von Dienstbesprechungen:
  - **Informationsaustausch**: Sie ermöglichen es dem Team, komplexe Fälle zu besprechen, relevante Informationen auszutauschen und eine Situation aus verschiedenen Blickwinkeln zu beleuchten.

- **Pflegeplanung**: Festlegung der Pflegeschritte, Organisation der Verfahren, Verteilung der Rollen und Verantwortlichkeiten
- **Aktualisierung der Protokolle**: Diskussion über neue Leitlinien und Studien und entsprechende Aktualisierung der Verfahren und Protokolle.

- Schlüsselelemente, die bei den Treffen angesprochen wurden:
  - **Fallbesprechungen**: Vorstellung der Patienten im Krankenhaus, ihrer Vorgeschichte, ihrer Entwicklung und der Herausforderungen, denen sie begegnet sind.
  - **Edukativ**: Vorstellung neuer Techniken, Medikamente oder Forschungsergebnisse, die für den Dienst relevant sind.
  - **Organisatorisch**: Urlaubsplanung, Aufgabenverteilung, Verwaltung von Ressourcen und Ausrüstung

- Kontinuität der Pflege und Übergänge zwischen den Teams:
  - **Wirksame Übergaben**: Stellen Sie sicher, dass wichtige Informationen zwischen den Teams weitergegeben werden, wenn ein Patient die Abteilung wechselt oder entlassen wird.
  - **Krankenakten**: Stellen Sie sicher, dass sie aktuell, zugänglich und für alle beteiligten Berufsgruppen verständlich sind.
  - **Nachsorge nach dem Krankenhausaufenthalt**: Koordinierung mit den behandelnden Ärzten, der häuslichen Pflege, Rehabilitationsdiensten oder anderen externen Diensten.

- Einbeziehung des Patienten und seiner Familie:
  - **Aufklärung**: Bereitstellung von Informationen über die Krankheit, die Behandlung, mögliche

Nebenwirkungen und Maßnahmen, die zu Hause ergriffen werden können.

- **Feedback**: Patienten und ihre Angehörigen sollen um Rückmeldungen zu ihren Pflegeerfahrungen gebeten werden, um die Qualität der Dienstleistungen kontinuierlich zu verbessern.
- **Entlassungsplanung**: Sorgen Sie für einen reibungslosen Übergang des Patienten nach Hause oder in eine andere Einrichtung.

Dienstbesprechungen sind keine reinen Verwaltungstermine. Sie sind das Herzstück der Strategie für die Behandlung von Patienten in der Gastroenterologie. Indem sie für eine reibungslose Kommunikation zwischen den Fachleuten sorgen und den Patienten und seine Familie aktiv einbeziehen, gewährleisten sie die Kontinuität der Versorgung, die Patientensicherheit und schließlich die klinische Exzellenz.

Kapitel 9
PRÄVENTION UND BILDUNG
IN DER GASTROENTEROLOGIE

Förderung einer gesunden Ernährung und eine ausreichende Flüssigkeitszufuhr.

Im Bereich der Gastroenterologie nehmen Ernährung und Flüssigkeitszufuhr eine zentrale Stellung ein. Eine gesunde Ernährung und eine ausreichende Flüssigkeitszufuhr können nicht nur vielen Magen-Darm-Erkrankungen vorbeugen, sondern auch den Heilungsprozess optimieren, wenn eine Erkrankung bereits eingetreten ist. In diesem Kapitel befassen wir uns mit der engen Beziehung zwischen dem Verdauungstrakt und dem, was wir zu uns nehmen, sowie mit der Bedeutung, die das medizinische Personal der Förderung guter Gewohnheiten beimisst.

- Die Rolle der Ernährung in der Gastroenterologie:
  - **Vorbeugung von Krankheiten**: Eine ausgewogene Ernährung kann das Risiko für viele Krankheiten wie Gastritis, entzündliche Darmerkrankungen und bestimmte Krebsarten senken.
  - **Ernährungstherapie**: In einigen Fällen kann die Ernährung als Therapie eingesetzt werden, z. B. bei Ausschlussdiäten oder speziellen Diäten für bestimmte Erkrankungen.
- Hauptnährstoffe und ihre Auswirkungen auf das Verdauungssystem:
  - **Ballaststoffe**: Sie sind wichtig für einen gesunden Dickdarm, beugen Verstopfung vor und verringern das Risiko einer Divertikulose.

71

- **Probiotika und Präbiotika**: Sie wirken sich positiv auf die Darmflora aus und können bei der Behandlung und Vorbeugung des Reizdarmsyndroms eine Rolle spielen.
- **Fette**: In Maßen genießen, da ein Zuviel zu Verdauungsproblemen führen kann.
- **Proteine**: Notwendig für die Reparatur und Erneuerung der Zellen der Magen-Darm-Schleimhaut.
- Die Bedeutung der Feuchtigkeitsversorgung:
  - **Rolle bei der Verdauung**: Wasser erleichtert die Passage der Nahrung durch den Verdauungstrakt und ist an der Bildung des Stuhls beteiligt.
  - **Vorbeugung von Verstopfung**: Eine ausreichende Flüssigkeitszufuhr ist wichtig, um Verstopfung vorzubeugen, die ein häufiges Problem in der Gastroenterologie ist.
- Praktische Ratschläge zur Förderung einer gesunden Ernährung:
  - **Patientenaufklärung**: Organisieren Sie Workshops oder Informationsveranstaltungen zum Thema Ernährung.
  - **Zusammenarbeit mit Ernährungsberatern**: Sie können spezifische, auf den jeweiligen Patienten zugeschnittene Ratschläge erteilen.
  - **Bereitstellung von Ressourcen**: Bereitstellung von Broschüren, Merkblättern oder Referenzwebsites zu Ernährung und Gastroenterologie.
- Herausforderungen und Hindernisse für eine gute Ernährung:
  - **Zugang zu hochwertigen Lebensmitteln**: Nicht alle Patienten haben Zugang zu einer gesunden und ausgewogenen Ernährung.

- **Kulturelle Faktoren**: Bestimmte Nahrungsmittel oder Essgewohnheiten können in der Kultur des Patienten verankert sein.
- **Komorbiditäten**: Bestimmte Krankheiten oder Behandlungen können den Appetit oder die Fähigkeit zu essen beeinträchtigen.

Die Förderung einer gesunden Ernährung und einer angemessenen Flüssigkeitszufuhr ist ein grundlegender Aspekt der gastroenterologischen Pflege. Durch Aufklärungsmaßnahmen und eine enge Zusammenarbeit mit anderen Gesundheitsfachkräften können Krankenpfleger eine aktive Rolle bei der Verbesserung der Lebensqualität der Patienten und bei der Prävention von Magen-Darm-Erkrankungen spielen.

Die Bedeutung der Früherkennung Magen-Darm-Erkrankungen.

Der Verdauungstrakt ist ein komplexes Organ, in dem viele Krankheiten auftreten können, von leichten Erkrankungen bis hin zu schweren, lebensbedrohlichen Erkrankungen. In diesem Panorama ist die Früherkennung von Magen-Darm-Erkrankungen von größter Bedeutung. Sie ermöglicht nicht nur ein Eingreifen in einem Stadium, in dem die Krankheit besser behandelbar ist, sondern kann in manchen Fällen auch ihren Ausbruch verhindern.

- Vorbeugen statt heilen:
  - **Senkung der Sterblichkeit**: Die Früherkennung, z. B. von Darmkrebs, kann das Sterberisiko erheblich senken, indem präkanzeröse Läsionen erkannt und behandelt werden.
  - **Weniger invasiv und teuer**: Die Behandlung einer Krankheit in einem frühen Stadium kann

oftmals schwere, invasive und teure medizinische Verfahren vermeiden.

- Häufig gescreente Magen-Darm-Erkrankungen:
  - **Kolorektalkrebs**: Screeningtests wie der Test auf okkultes Blut im Stuhl oder eine Darmspiegelung können Polypen oder Tumore in einem frühen Stadium erkennen.
  - **Zöliakie**: Bluttests können diese Autoimmunkrankheit identifizieren, bevor schwere Symptome auftreten.
  - **Virale Hepatitis**: Durch regelmäßige Tests können diese Infektionen erkannt werden, bevor sie zu Leberzirrhose oder Leberkrebs führen.
- Risikofaktoren und Zielpopulationen:
  - **Familienanamnese**: Einige Magen-Darm-Erkrankungen sind erblich bedingt, sodass eine Früherkennung bei Risikopersonen sinnvoll ist.
  - **Alter**: Krankheiten wie Darmkrebs treten ab einem bestimmten Alter häufiger auf, daher sind regelmäßige Vorsorgeuntersuchungen für die betroffenen Bevölkerungsgruppen notwendig.
  - **Spezifische Expositionen**: Zum Beispiel können Personen, die bestimmten Infektionen, Medikamenten oder Chemikalien ausgesetzt waren, ein gezieltes Screening benötigen.
- Sensibilisierung und Bildung:
  - **Informationskampagnen**: Sensibilisierung der Öffentlichkeit für die Bedeutung von Früherkennungsuntersuchungen durch Medienkampagnen, Workshops und Broschüren.
  - Arztbesuche: Nutzen Sie jeden Arztbesuch als Gelegenheit, um die Notwendigkeit von Vorsorgeuntersuchungen zu prüfen.

- Herausforderungen beim Screening:
  - **Patientenadhäsion**: Manche Patienten zögern aus Angst, Verleugnung oder Unwissenheit, sich einem Screening zu unterziehen.
  - **Zugang zur Gesundheitsversorgung**: In bestimmten Regionen oder Bevölkerungsgruppen kann der Zugang zu HIV-Tests aufgrund finanzieller oder geografischer Beschränkungen eingeschränkt sein.

Schlussfolgerung:

Die Früherkennung von Magen-Darm-Erkrankungen ist ein entscheidender Schritt, um diese Erkrankungen wirksam zu verhindern, zu behandeln und zu managen. Mit entsprechender Aufklärung, einem Bewusstsein für die Risiken und einer engen Zusammenarbeit zwischen Gesundheitspersonal und Patienten kann die Belastung der Gesellschaft durch diese Krankheiten erheblich reduziert werden.

Sensibilisierung für Krankheiten die mit Rauchen und Alkohol zusammenhängen.

Rauchen und übermäßiger Alkoholkonsum gehören weltweit zu den wichtigsten vermeidbaren Ursachen für Morbidität und Mortalität. Neben den bekannten Auswirkungen auf die Lunge und die Leber haben diese beiden Risikofaktoren auch große Auswirkungen auf den Magen-Darm-Trakt. Das Bewusstsein für diese Gefahren zu schärfen, ist entscheidend für die Prävention und die Begrenzung der verursachten Schäden.

- Rauchen und der Gastrointestinaltrakt:
  - **Speiseröhren- und Magenkrebs**: Rauchen erhöht das Risiko, an diesen Krebsarten zu erkranken, erheblich.
  - **Entzündliche Darmerkrankungen**: Rauchen wird mit einem schwereren Verlauf von Morbus Crohn in Verbindung gebracht und kann die Reaktion auf die Behandlung beeinflussen.
  - **Gastroösophagealer Reflux**: Tabakkonsum schwächt den Schließmuskel der Speiseröhre und erhöht damit das Risiko eines Säurerefluxes.
- Alkohol und seine Auswirkungen auf den Verdauungstrakt:
  - **Zirrhose und Leberkrebs**: Alkohol ist eine der Hauptursachen für Zirrhose und erhöht auch das Risiko für Leberkrebs.
  - **Alkoholische Pankreatitis**: Übermäßiger Alkoholkonsum kann die Bauchspeicheldrüse entzünden, was zu Schmerzen und Funktionsstörungen führt.
  - **Alkoholische Gastritis**: Alkohol kann die Magenschleimhaut reizen, was zu einer Entzündung führt.
- Risikopopulationen:
  - **Junge Erwachsene**: Junge Menschen sind häufig dem sozialen Druck ausgesetzt, Alkohol zu konsumieren und mit dem Rauchen anzufangen.
  - **Patienten mit einer familiären Vorgeschichte**: Personen mit einer familiären Vorgeschichte von alkohol- oder tabakbedingten Erkrankungen sollten besonders vorsichtig sein.

- Strategien zur Bewusstseinsbildung:
    - **Aufklärung von Anfang an:** Einführung von Präventionsprogrammen in den Schulen, um das Bewusstsein von Anfang an zu schärfen.
    - **Werbekampagnen:** Nutzen Sie die Medien, um starke Aufklärungsbotschaften zu verbreiten, die die Folgen des Rauchens und des Alkoholmissbrauchs aufzeigen.
    - **Gezielte Konsultationen:** Angebot von Aufklärungs- und Entwöhnungssitzungen in Gesundheitszentren.
- Multidisziplinäre Zusammenarbeit:
    - **Arbeit mit Suchttherapeuten:** Suchttherapeuten spielen eine Schlüsselrolle bei der ganzheitlichen Behandlung von Patienten.
    - **Psychologische Intervention:** Um die zugrunde liegenden Gründe für die Sucht zu verstehen und zu behandeln.
- Herausforderungen bei der Bewusstseinsbildung:
    - **Stigmatisierung:** Patienten können sich verurteilt oder beschämt fühlen, was sie davon abhalten kann, Hilfe zu suchen.
    - **Kulturelle und soziale Überzeugungen:** In manchen Kulturen ist der Konsum von Alkohol oder Tabak tief verwurzelt, was die Aufklärung erschwert.

Rauchen und übermäßiger Alkoholkonsum haben neben anderen Körpersystemen verheerende Auswirkungen auf den Magen-Darm-Trakt. Aktive und kontinuierliche Aufklärung ist der Schlüssel zur Verringerung der Prävalenz dieser schädlichen Gewohnheiten und ihrer Folgen. Mit vereinten Kräften von Gesundheitsfachkräften, Pädagogen und den Medien kann man einen bedeutenden Unterschied machen und viele Leben retten.

Kapitel 10
REFLEXIONEN UND ERFAHRUNGSBERICHTE: DER ALLTAG AUS DER INNENPERSPEKTIVE

Erfahrungsberichte von erfahrenen Krankenpflegern: Herausforderungen, Erfolge und unvergessliche Momente.

Erfahrungsbericht 1 - Lea, 15 Jahre im Dienst

"Zu Beginn meiner Karriere in der Gastroenterologie war ich von der Komplexität der Verfahren und der Ausrüstung beeindruckt. Die größte Herausforderung bestand darin, es zu schaffen, während der endoskopischen Verfahren ruhig und beruhigend auf die Patienten einzuwirken und gleichzeitig meine eigene Angst in den Griff zu bekommen. Mit der Zeit, der Erfahrung und der Unterstützung durch mein Team entwickelte ich jedoch eine gewisse Leichtigkeit. Der Tag, an dem ich einen Notfall aufgrund einer Blutung im Verdauungstrakt allein bewältigen konnte, war ein Wendepunkt in meiner Karriere und zeigte mir, dass ich viel fähiger war, als ich dachte."

Erfahrungsbericht 2 - Omar, 20 Jahre im Dienst

"Einer meiner denkwürdigsten Momente war die Behandlung einer jungen Patientin, die an Morbus Crohn erkrankt war. Ihren täglichen Kampf zu sehen, hat mich daran erinnert, warum ich diesen Beruf gewählt habe. Patienten dabei zu helfen, mit chronischen Zuständen umzugehen, ist eine ständige Erinnerung daran, wie zerbrechlich das Leben ist und wie wichtig unsere Rolle ist. Als sie Jahre später zurückkehrte, um sich zu bedanken, bestätigte dies, dass unsere Arbeit weit über die medizinische Versorgung hinausgeht.

Zeugnis 3 - Fatima, 18 Jahre im Dienst
"Die Arbeit in der Gastroenterologie stellt einen ständig vor neue Herausforderungen, sei es, dass man sich über die neuesten technologischen Entwicklungen auf dem Laufenden halten muss, oder dass man mit heiklen Situationen umgehen muss. Aber eine der Leistungen, auf die ich am stolzesten bin, ist die Mentorenschaft für junge Krankenpfleger. Ihnen mein Wissen zu vermitteln, ihre Leidenschaft und ihre Entschlossenheit zu sehen, sich weiterzuentwickeln, ist äußerst befriedigend. Jedes Mal, wenn ein Krankenpfleger, den ich ausgebildet habe, erfolgreich ist, empfinde ich dies als meinen eigenen Erfolg".

Erfahrungsbericht 4 - Benjamin, 25 Jahre im Dienst
"Eine der größten Herausforderungen, denen ich im Laufe der Jahre begegnet bin, ist die Kommunikation mit Patienten aus verschiedenen Kulturen und mit unterschiedlichen Sprachen. Ich hatte einen Patienten, der nur sehr wenig unserer Sprache sprach und sehr ängstlich wegen seiner Koloskopie war. Mit Geduld, Gesten und der Hilfe eines Übersetzers gelang es uns, sein Vertrauen zu gewinnen. Nach dem Eingriff zeichnete er ein Herz auf ein Stück Papier und gab es mir. Das hat mich daran erinnert, dass Mitgefühl eine universelle Sprache ist".

Die Erfahrungsberichte von Krankenpflegern in der Gastroenterologie beleuchten die menschliche Seite des Berufs, die Herausforderungen, denen sie sich stellen müssen, aber auch die Momente des Erfolgs und der Erfüllung. Trotz der technischen Komplexität des Fachgebiets ist es die menschliche Interaktion, die Fähigkeit, einen Unterschied im Leben der Patienten zu machen, die im Mittelpunkt ihrer Erfahrung bleibt.

Lektionen, die im Laufe der Jahre gelernt wurden.

Im Laufe einer Karriere in der Gastroenterologie sammeln Krankenpfleger eine Fülle von Erfahrungen und Erkenntnissen, die nicht nur ihre berufliche Praxis, sondern auch ihre persönliche Perspektive prägen. Hier sind einige der wichtigsten Lektionen, die von Fachkräften mit jahrelanger Erfahrung in diesem Bereich häufig erwähnt werden:

- **Die Bedeutung des aktiven Zuhörens**: Patienten in ihrer Verletzlichkeit müssen gehört werden. Aktives Zuhören bietet nicht nur eine bessere Diagnose und Behandlung, sondern baut auch eine vertrauensvolle Beziehung zwischen Krankenpfleger und Patient auf.
- **Anpassungsfähigkeit ist der Schlüssel**: Die Medizin entwickelt sich ständig weiter, ebenso wie die Technologien und Protokolle. Krankenpfleger müssen bereit sein, während ihrer gesamten Laufbahn zu lernen und sich anzupassen, um die bestmögliche Versorgung zu gewährleisten.
- **Wohlwollen an erster Stelle**: Es geht nicht nur darum, eine Technik oder ein Protokoll zu beherrschen. Wohlwollen, Einfühlungsvermögen und Mitgefühl sind für die Rolle des Krankenpflegers von zentraler Bedeutung. Diese Qualitäten können den Unterschied in der Erfahrung des Patienten ausmachen.
- **Zusammenarbeit ist wichtig**: Die Teamarbeit mit Ärzten, Pflegehelfern und anderen Gesundheitsfachkräften ist entscheidend. Eine offene und respektvolle Kommunikation ist der Schlüssel zu einer reibungslosen und effektiven Pflege.
- **Prävention ist genauso wichtig wie die Behandlung**: Die Patienten über Prävention aufzuklären, sei es in Bezug auf ihre Ernährung, ihren

Lebensstil oder das Bewusstsein für Risiken, ist oft genauso wichtig wie die Behandlung selbst.

- **Die Bedeutung der Selbstfürsorge**: Krankenpfleger sind oft so sehr auf das Wohlergehen ihrer Patienten fokussiert, dass sie ihr eigenes vergessen. Sich Zeit für sich selbst zu nehmen, die eigenen Grenzen zu erkennen und bei Bedarf Unterstützung zu suchen, ist für eine nachhaltige und erfüllende Karriere von entscheidender Bedeutung.
- **Jeder Patient ist einzigartig**: Auch wenn die Symptome ähnlich sein können, ist jeder Patient ein Individuum mit eigenen Erfahrungen, Sorgen und Bedürfnissen. Ein individueller Ansatz bei der Pflege ist von größter Bedeutung.
- Die **Bedeutung der Fortbildung**: Die Gastroenterologie ist ein Bereich, der sich ständig weiterentwickelt. Die Verpflichtung zur ständigen Weiterbildung stellt sicher, dass der Krankenpfleger auf dem neuesten Stand der besten Praktiken und Behandlungen bleibt.
- **Geduld ist eine Tugend**: Ob beim Warten auf Ergebnisse, beim Umgang mit den Ängsten eines Patienten oder bei der Beherrschung einer neuen Fertigkeit - Geduld erweist sich oft als eines der wertvollsten Werkzeuge des Krankenpflegers.
- **Die Macht der Dankbarkeit**: Ein einfaches Dankeschön von einem Patienten, eine Anerkennung von der Familie oder sogar ein Moment der persönlichen Zufriedenheit nach einem harten Tag - diese kleinen Momente der Dankbarkeit erinnern an den tieferen Grund für die Wahl dieses Berufs.

Neben den technischen Fähigkeiten und dem medizinischen Wissen sind es oft die immateriellen Lektionen, die durch menschliche Interaktionen und die Herausforderungen des Alltags erworben werden, die bei Krankenpflegern für Gastroenterologie am tiefsten nachhallen. Diese Lektionen prägen nicht nur ihre Karriere, sondern bereichern auch ihr Leben in unermesslicher Weise.

Tipps für Neuankömmlinge in der Abteilung.

Der Start in einer gastroenterologischen Abteilung oder in jeder anderen medizinischen Abteilung kann spannend und einschüchternd zugleich sein. Es ist eine Welt, die reich an Lernerfahrungen, menschlichen Erlebnissen und technischen Herausforderungen ist. Hier sind einige Tipps für diejenigen, die ihre ersten Schritte in diesem Fachgebiet machen:

- **Umarmen Sie das lebenslange Lernen**: Erwarten Sie nicht, von Anfang an alles zu wissen. Die Medizin ist ein Bereich, der sich ständig weiterentwickelt, und die Gastroenterologie ist da keine Ausnahme. Seien Sie neugierig und offen für neues Wissen.
- **Bitten Sie um Hilfe, wenn Sie sie brauchen**: Niemand erwartet, dass Sie alles wissen. Wenn Sie unsicher sind oder Fragen haben, fragen Sie Ihre erfahreneren Kollegen um Rat. Das ist ein Zeichen von Professionalität und nicht von Schwäche.
- **Bauen Sie starke Beziehungen zu Ihrem Team auf**: Teamarbeit ist in diesem Bereich von entscheidender Bedeutung. Lernen Sie Ihre Kollegen kennen, verstehen Sie ihre Stärken und Schwächen und bauen Sie einen starken Teamgeist auf.
- **Seien Sie geduldig und einfühlsam mit sich selbst**: Wie in jeder neuen Rolle wird es auch hier schwierige Tage geben. Es ist wichtig, sich daran zu erinnern, dass jeder Fehler eine Lernchance ist.
- **Machen Sie sich mit den Geräten   vertraut** : In der Gastroenterologie werden viele spezielle Geräte

verwendet. Nehmen Sie sich etwas Zeit, um diese kennenzulernen, sie zu bedienen und vor allem ihre Bedeutung für den Patienten zu verstehen.

- **Setzen Sie Prioritäten bei der Kommunikation:** Klarheit in der Kommunikation mit Patienten, Familien und dem Team ist von größter Bedeutung. So können Sie Fehler vermeiden, effektiv aufklären und Vertrauen aufbauen.

- **Nehmen Sie an Schulungen und Workshops teil:** Nutzen Sie alle angebotenen Weiterbildungsmöglichkeiten, seien es Seminare, Workshops oder Lesungen.

- **Behalten Sie die Gesamtperspektive:** Verlieren Sie sich nicht in Details auf Kosten des Gesamtbildes. Jeder Patient ist eine Person mit seiner eigenen Geschichte, seinen eigenen Sorgen und Bedürfnissen.

- **Entwickeln Sie Entspannungsroutinen :** Stress ist ein fester Bestandteil dieses Berufs. Finden Sie Techniken, mit denen Sie sich nach einem Arbeitstag entspannen und abschalten können, sei es durch Meditation, Sport, Lesen oder ein anderes Hobby.

- **Bleiben Sie leidenschaftlich:** Erinnern Sie sich immer daran, warum Sie diese Laufbahn gewählt haben. Es ist diese Leidenschaft, die Sie durch die Herausforderungen führt und Ihnen hilft, Zufriedenheit in Ihrer Arbeit zu finden.

Die ersten Schritte einer Karriere in der Gastroenterologie können schwindelerregend erscheinen, aber mit der richtigen Einstellung, Unterstützung und Lernbereitschaft kann diese Reise zu einer der lohnendsten Ihres Berufslebens werden. Jeder Tag bringt neue Entdeckungen, bedeutsame Interaktionen und Möglichkeiten, das Leben der Patienten positiv zu beeinflussen.

Kapitel 11
PHARMAKOLOGIE
IN DER GASTROENTEROLOGIE

Häufig verwendete Medikamente und ihre Indikationen.

Die Gastroenterologie umfasst ein breites Spektrum an Erkrankungen, und viele Medikamente werden zur Vorbeugung, Behandlung oder Bewältigung dieser Erkrankungen eingesetzt. Hier ist eine nicht erschöpfende Liste häufig verwendeter Medikamente in diesem Bereich mit ihren Hauptindikationen :

*   Antazida und Protonenpumpenhemmer (PPI) :
    *   Beispiele: Omeprazol (Mopral®), Esomeprazol (Nexium®), Lansoprazol (Lanzor®)
    *   Indikationen: Gastroösophageale Refluxkrankheit (GERD), Gastritis, Magen- und Zwölffingerdarmgeschwüre, Zollinger-Ellison-Syndrom.
*   Krampflösende Mittel :
    *   Beispiele: Phloroglucinol (Spasfon®), Dicyclomin (Bentyl®)
    *   Anwendungsgebiete: Behandlung von Schmerzen im Zusammenhang mit Darmkrämpfen, Reizdarmsyndrom.
*   Prokinetisch :
    *   Beispiele: Metoclopramid (Primperan®), Domperidon (Motilium®)
    *   Indikationen: Übelkeit und Erbrechen, Gastroparese, gastroösophageale Refluxkrankheit.

- Beschichtungsmittel :
    - Beispiele: Sucralfat (Ulcar®)
    - Indikationen: Gastritis, Magen- und Zwölffingerdarmgeschwüre.
- Antidiarrhoika :
    - Beispiele: Loperamid (Imodium®), Racecadotril (Tiorfan®)
    - Indikationen: Akute oder chronische Diarrhöe.
- Abführmittel :
    - Beispiele: Bisacodyl (Dulcolax®), Macrogol (Forlax®), Lactulose (Duphalac®)
    - Indikationen: Verstopfung.
- Antiemetika :
    - Beispiele: Ondansetron (Zophren®), Granisetron (Kytril®)
    - Indikationen: Übelkeit und Erbrechen, einschließlich der durch Chemotherapie induzierten Übelkeit und Erbrechen.
- Entzündungshemmende Mittel für den Verdauungstrakt :
    - Beispiele: Mesalazin (Pentasa®), Budesonid (Entocort®)
    - Indikationen: Morbus Crohn, Colitis ulcerosa.
- Spezifische Antibiotika für den Verdauungstrakt :
    - Beispiele: Rifaximin (Xifaxan®)
    - Indikationen: Reizdarmsyndrom mit überwiegender Diarrhöe, hepatische Enzephalopathie.
- Antivirale Mittel :
    - Beispiele: Entecavir (Baraclude®), Tenofovir (Viread®)
    - Indikationen: Chronische Hepatitis B.
- Leberschutzmittel :
    - Beispiele: Ursodesoxycholsäure (Delursan®)
    - Indikationen: Primäre biliäre Cholangitis, biliäre Zirrhose.

- Probiotika :
  - Beispiele: Lactobacillus, Bifidobacterium
  - Anwendungsgebiete: Aufrechterhaltung der Darmflora, Vorbeugung und Behandlung von Antibiotika-assoziierter Diarrhö.

Diese Liste ist nur ein Überblick über die in der Gastroenterologie verwendeten Medikamente. Für Krankenpfleger ist es von entscheidender Bedeutung, nicht nur die Indikationen, sondern auch die Wechselwirkungen, Nebenwirkungen und Kontraindikationen dieser Medikamente zu verstehen, um eine sichere Versorgung der Patienten zu gewährleisten.

Wechselwirkungen mit Medikamenten zu überwachen.

Arzneimittelwechselwirkungen sind Veränderungen in der Wirksamkeit oder Toxizität eines Arzneimittels, wenn es zusammen mit einem anderen Arzneimittel, Nahrungsmitteln oder sogar Getränken verabreicht wird. In der Gastroenterologie ist es angesichts des breiten Spektrums der verwendeten Medikamente von entscheidender Bedeutung, diese Wechselwirkungen genau zu überwachen, um die Sicherheit der Patienten zu gewährleisten. Hier einige häufige und wichtige Arzneimittelwechselwirkungen in diesem Bereich :

- Protonenpumpenhemmer (PPI) :
  - **Clopidogrel**: PPIs können die Wirksamkeit von Clopidogrel verringern und das Risiko kardiovaskulärer Ereignisse erhöhen.
  - **Azol-Antimykotika** : PPIs können die Absorption von Azol-Antimykotika wie Ketoconazol und Itraconazol verringern.

- Krampflösende Mittel :
  - **Anticholinergika**: Die Kombination von Antispasmodika mit anderen anticholinergischen Medikamenten kann das Risiko von Nebenwirkungen wie Mundtrockenheit, Verstopfung und Verwirrung erhöhen.
- Prokinetika (z.B. Metoclopramid) :
  - **Antipsychotika**: Erhöhtes Risiko extrapyramidaler Effekte bei gleichzeitiger Einnahme von Metoclopramid und Antipsychotika.
  - **Digoxin**: Metoclopramid kann die Absorption von Digoxin erhöhen und damit das Risiko einer Toxizität steigern.
- **Mesalazin** (wird bei entzündlichen Darmerkrankungen eingesetzt) :
  - **Azathioprin und 6-Mercaptopurin**: Eine Kombination, die das Risiko einer Myelosuppression erhöhen kann.
- Rifaximin :
  - **Orale Antikoagulanzien**: Rifaximin kann die Spiegel von oralen Antikoagulanzien erhöhen, was das Risiko von Blutungen erhöht.
- Stimulierende Laxantien (z.B. Bisacodyl) :
  - **Diuretika und Kortikosteroide**: Erhöhtes Risiko eines Elektrolytungleichgewichts und einer Dehydrierung.
- Entzündungshemmende Mittel für den Verdauungstrakt (wie Budesonid) :
  - **CYP3A4-Inhibitoren** (z. B. Ketoconazol, Erythromycin): Erhöhtes Risiko einer systemischen Toxizität aufgrund von Budesonid.
- Ursodeoxycholsäure :
  - **Clofibrat, orale Antikonzeptiva und Östrogene**: Diese Medikamente können die

hepatische Cholesterinsekretion erhöhen, wodurch die Wirksamkeit von Ursodeoxycholsäure verringert wird.

Diese Wechselwirkungen sind nur ein kleiner Ausschnitt aus der Vielzahl möglicher Wechselwirkungen in der Gastroenterologie. Die Überwachung von Arzneimittelwechselwirkungen ist eine gemeinsame Aufgabe von Ärzten, Krankenpflegern und Apothekern. Eine offene und kontinuierliche Kommunikation zwischen diesen Berufsgruppen ist entscheidend, um unerwünschte Wechselwirkungen zu verhindern und eine optimale Versorgung der Patienten zu gewährleisten.

Verwaltung und Aufsicht Nebenwirkungen.

Die Art und Weise, wie ein Medikament verabreicht wird, kann seine Wirksamkeit stark beeinflussen, während die Überwachung von Nebenwirkungen für die Sicherheit der Patienten von entscheidender Bedeutung ist. In der Gastroenterologie, wie auch in anderen medizinischen Fachgebieten, ist es lebenswichtig, beide Aspekte zu kennen.

Verabreichung von Medikamenten :
- **Verabreichungsweg**: Einige Medikamente können oral, intravenös, rektal oder subkutan verabreicht werden. Die Wahl des Verabreichungsweges hängt vom Zustand des Patienten, der Art des Arzneimittels und seinem Wirkungsmechanismus ab.
- **Einnahmezeiten**: Einige Medikamente, wie z. B. PPIs, sind am wirksamsten, wenn sie vor den Mahlzeiten eingenommen werden, um ihre Wirkung auf die Senkung der Magensäure zu maximieren.

- **Wechselwirkungen** mit der Nahrung: Einige Medikamente können mit der Nahrung interagieren, indem sie entweder die Aufnahme verringern oder das Risiko von Nebenwirkungen erhöhen. Beispielsweise kann die Einnahme von Alkohol zusammen mit bestimmten Medikamenten Leberschäden verschlimmern oder das Blutungsrisiko erhöhen.

Überwachung von Nebenwirkungen :

- Häufige gastrointestinale Wirkungen :
  - Durchfall, Verstopfung, Übelkeit, Erbrechen.
  - Bauchschmerzen, Blähungen.
  - Veränderung der Farbe oder der Konsistenz des Stuhls.
- Systemische Effekte :
  - Hautausschlag, Juckreiz.
  - Schwindel, Kopfschmerzen, Verwirrung.
  - Veränderungen der Nieren- oder Leberfunktion, die durch Bluttests beurteilt werden können.
- Allergische Reaktionen :
  - Urtikaria, Ödeme, Atembeschwerden.
  - Im Falle einer schweren allergischen Reaktion ist ein rasches Eingreifen erforderlich.
- **Überwachung der Vitalzeichen**: Einige Medikamente können den Blutdruck, die Herzfrequenz oder die Atmung beeinflussen.
- **Langzeitwirkungen**: Einige Medikamente können, wenn sie über einen längeren Zeitraum eingenommen werden, kumulative Nebenwirkungen oder Spätfolgen haben. Regelmäßige Termine zur Überwachung dieser Wirkungen sind unerlässlich.
- **Überwachung von Arzneimittelwechselwirkungen**: Die Kombination mehrerer Medikamente kann zu neuen Nebenwirkungen führen oder die Nebenwirkungen der einzelnen Medikamente verstärken.

- **Aufklärung der Patienten** : Patienten müssen über die möglichen Nebenwirkungen der Medikamente, die sie einnehmen, informiert werden. Eine offene Kommunikation wird es den Patienten ermöglichen, Nebenwirkungen schnell zu melden und so ihre Sicherheit zu erhöhen.

Die richtige Verabreichung von Medikamenten und die sorgfältige Überwachung von Nebenwirkungen sind für eine wirksame und sichere Behandlung von Patienten in der Gastroenterologie von entscheidender Bedeutung. Krankenpfleger spielen in dieser Hinsicht eine Schlüsselrolle und dienen als erste Verteidigungslinie bei der Erkennung und Bewältigung von Arzneimittelnebenwirkungen.

Kapitel 12
SPEZIELLE POSTOPERATIVE PFLEGE

Umgang mit Schmerzen und postoperative Komplikationen.

Schmerzen und Komplikationen nach Operationen sind angesichts der invasiven Natur vieler Eingriffe ein häufiges Anliegen in der Gastroenterologie. Krankenpfleger spielen zusammen mit dem gesamten medizinischen Team eine entscheidende Rolle bei der Bewältigung, Prävention und Linderung dieser Probleme.

1. Schmerzmanagement:
Bewertung von Schmerzen :
*   Verwendung von Schmerzskalen, wie der visuellen Analogskala, um Schmerzen zu quantifizieren.
*   Berücksichtigen Sie Faktoren wie den Ort, die Dauer, die Intensität und die Art des Schmerzes (stechend, brennend usw.).
Pharmakologische Interventionen :
*   Nicht-opioide Analgetika: Paracetamol, nicht-steroidale Entzündungshemmer (NSAIDs) usw.
*   Opioid-Analgetika: Morphin, Oxycodon usw. mit Vorsicht zu verwenden.
*   Adjuvante Medikamente: Antispasmodika, trizyklische Antidepressiva oder Antiepileptika bei neuropathischen Schmerzen.
Nicht-pharmakologische Interventionen :
*   Entspannungstechniken, Meditation.
*   Anwendung von Wärme oder Kälte auf den schmerzenden Bereich.
*   Komplementäre Therapien wie Akupunktur oder Massagetherapie.

2. Postoperative Komplikationen:

Infektionen :

- Überwachung auf Anzeichen einer Infektion wie Fieber, Rötung, eitrige Absonderungen und Ödeme.
- Verabreichung von prophylaktischen oder therapeutischen Antibiotika je nach Indikation.

Blutungen :

- Regelmäßige Überwachung von Verbänden und Drainagen auf übermäßige Blutungen.
- Monitoring von Blutparametern wie Hämoglobin und Hämatokrit.
- Verabreichung von Blutprodukten bei Bedarf.

Postoperativer Ileus (Verlangsamung oder Beendigung der Darmpassage) :

- Überwachung von Darmgeräuschen.
- Förderung der Frühmobilisierung.
- Steuerung der Ernährung, beginnend mit klaren Flüssigkeiten und dann vorsichtig fortschreitend zu fester Nahrung.

Lungenkomplikationen (wie Atelektase oder Lungenentzündung) :

- Ermutigen Sie zu tiefen Atemübungen und zum Husten.
- Verwendung eines Spirometers mit Anreizwirkung.
- Frühe Mobilisierung des Patienten

Venöse Thromboembolie :

- Verwendung von Kompressionsstrümpfen oder pneumatischen Kompressionsvorrichtungen.
- Frühe Mobilisierung.
- Medikamentöse Prophylaxe mit Antikoagulanzien, falls angezeigt.

Wundbezogene Komplikationen :

- Achten Sie auf Anzeichen einer Dehiszenz (Trennung der Wundränder) oder Evizeration (Ausstülpung der inneren Organe durch die Wunde).
- Halten Sie die Wunde sauber und trocken.

Die Behandlung von Schmerzen und postoperativen Komplikationen ist ein heikles Gleichgewicht, das eine ständige Überwachung und ein schnelles Eingreifen erfordert. Krankenpfleger in der Gastroenterologie müssen eng mit Chirurgen, Anästhesisten und anderen Mitgliedern des Pflegeteams zusammenarbeiten, um den Patienten während der gesamten Genesungsphase Komfort und Sicherheit zu bieten.

Überwachung
Anzeichen von Komplikationen.

Die Überwachung ist ein Schlüsselelement bei der Behandlung von Patienten in der Gastroenterologie. Das frühzeitige Erkennen von Anzeichen für mögliche Komplikationen kann den Unterschied zwischen einem günstigen Ausgang und einer klinischen Verschlechterung ausmachen. Hier ein Überblick über die wichtigsten Anzeichen, auf die Sie achten sollten:

1. Postendoskopische Komplikationen :
- **Perforation**: Starke Bauchschmerzen, Aufblähung, Fieber, keine Gasbildung oder kein Stuhlgang.
- **Blutungen**: Blut im Erbrochenen oder im Stuhl, Melena (schwarzer, teerartiger Stuhl).

2. Postoperative Komplikationen :
- **Infektionen**: Fieber, Rötung, Hitze oder Nässen an der Operationswunde, Schüttelfrost.
- **Blutungen**: Anämie, Blässe, Tachykardie, Hypotonie, aktive Blutung an der Wunde.
- **Venöse Thromboembolie**: Schmerzen, Rötung, Schwellung eines Gliedes, Kurzatmigkeit, Brustschmerzen.

3. Krankheitsbedingte Komplikationen :
- **Darmverschluss**: Bauchdehnung, Erbrechen, Verstopfung, keine Blähungen
- Blutungen im **Verdauungstrakt**: Bluterbrechen, Meläna, Blässe, Blutdruckabfall.
- **Peritonitis**: Starke Bauchschmerzen, Steifheit des Bauches, Fieber.

4. Medikamentöse Komplikationen :
- **Hepatotoxizität**: Ikterus (Gelbfärbung der Haut oder der Augen), dunkler Urin, Müdigkeit, Bauchschmerzen.
- **Allergische Reaktionen**: Hautausschlag, Juckreiz, Schwellung des Gesichts oder Halses, Atembeschwerden.

5. Dehydrierung und Elektrolytungleichgewichte :
- **Dehydrierung**: Starker Durst, Mundtrockenheit, dunkler Urin, Schwäche, Schwindel.
- **Elektrolytstörungen**: Muskelkrämpfe, Schwäche, Herzklopfen, Ödeme.

6. Komplikationen der Fettleber :
- **Zirrhose**: Ikterus, Aszites (Flüssigkeitsansammlung im Bauchraum), leichte Blutungen, Ödeme.

7. Akute Pankreatitis :
- Starke Bauchschmerzen, Übelkeit, Erbrechen, Fieber, Tachykardie.

Die aktive und regelmäßige Überwachung der Vitalzeichen, der biologischen Parameter sowie der klinischen Symptome des Patienten ist von entscheidender Bedeutung. Auch die Kommunikation ist von entscheidender Bedeutung: Die Patienten sollten ermutigt werden, ungewöhnliche oder besorgniserregende Symptome zu melden. Ein frühzeitiges Eingreifen bei

Komplikationen führt häufig zu besseren Ergebnissen und minimiert den Schaden. Krankenpfleger, die bei dieser Überwachung an vorderster Front stehen, spielen eine zentrale Rolle bei der Erkennung und Behandlung von Komplikationen in der Gastroenterologie.

Rehabilitation und Patientenschulung nach einer Operation.

Nach einem gastroenterologischen Eingriff sind Rehabilitation und Aufklärung des Patienten von größter Bedeutung, um eine schnelle Genesung zu fördern, das Risiko von Komplikationen zu minimieren und langfristig eine bessere Lebensqualität zu gewährleisten. Hier finden Sie einen detaillierten Überblick über diese Phase nach dem Eingriff :

1. Physische Rehabilitation :
- **Frühmobilisierung**: Ermutigen Sie den Patienten, aufzustehen, zu gehen und sich zu bewegen, sobald dies vom medizinischen Team erlaubt wird, um Komplikationen aufgrund von Immobilität wie Venenthrombosen zu vermeiden.
- **Atemübungen**: Unterrichten und fördern Sie Techniken wie tiefes Atmen und die Verwendung eines Spirometers als Anreiz, um Lungenkomplikationen vorzubeugen.
- **Progressive Ernährung**: Beginnen Sie mit klaren Flüssigkeiten und arbeiten Sie sich dann zu festeren Nahrungsmitteln vor, wobei Sie die spezifischen Empfehlungen im Zusammenhang mit der Intervention berücksichtigen sollten.

2. Schmerzmanagement :
- **Medikation**: Informieren Sie den Patienten darüber, wie und wie oft Schmerzmittel eingenommen werden

müssen und welche Nebenwirkungen sie haben können.

- **Nicht-pharmakologische Methoden**: Ermutigen Sie zu Techniken wie Entspannung, Meditation oder Wärmeanwendung, um Schmerzen zu lindern.

3. Wundversorgung :
   - **Pflege**: Unterrichten Sie den Patienten über die tägliche Reinigung der Wunde, das Erkennen von Anzeichen einer Infektion und darüber, wie man bei Bedarf einen Verband wechselt.
   - **Überwachung**: Informieren Sie über Anzeichen von Komplikationen, wie z. B. übermäßige Blutungen, Trennung der Wundränder oder Austritt ungewöhnlicher Flüssigkeiten.

4. Aufklärung über Medikamente :
   - **Anweisungen** : Sorgen Sie für ein klares Verständnis des Medikamentenregimes, der Dosis, des Zeitpunkts und der Dauer der Behandlung.
   - **Nebenwirkungen**: Informieren Sie über häufige Nebenwirkungen und darüber, was im Falle einer Gegenreaktion zu tun ist.

5. Diätetische Ratschläge :
   - **Angemessene Ernährung**: Geben Sie Empfehlungen, welche Nahrungsmittel je nach Art des Eingriffs und dem spezifischen Zustand des Patienten bevorzugt oder vermieden werden sollten.
   - **Flüssigkeitszufuhr**: Betonen Sie die Bedeutung einer ausreichenden Flüssigkeitszufuhr und geben Sie ggf. Richtlinien für die Menge und Art der Flüssigkeit, die Sie zu sich nehmen sollten.

6. Aktivitäten und Einschränkungen :

- **Wiederaufnahme von Aktivitäten**: Anleitungen zur schrittweisen Wiederaufnahme von täglichen Aktivitäten, Übungen und Arbeit geben.
- **Einschränkungen**: Informieren Sie über Aktivitäten, die während der Genesungsphase vermieden werden sollten, z. B. das Heben schwerer Gegenstände.

7. Medizinische Betreuung :

- **Termine**: Erinnern Sie an die Bedeutung von Nachsorgeterminen, um den Heilungsprozess zu überwachen und mögliche Komplikationen zu erkennen.
- **Kommunikation**: Ermutigen Sie den Patienten, bei Bedenken oder unerwarteten Symptomen offen mit dem medizinischen Team zu kommunizieren.

Die Zeit nach der Operation ist ein entscheidender Moment, der besondere Aufmerksamkeit erfordert. Eine angemessene Rehabilitation und Bildung unterstützt nicht nur die Heilung, sondern stärkt auch die Autonomie des Patienten und ermöglicht ihm, aktiv an seinem eigenen Genesungsprozess teilzunehmen.

Kapitel 13
PSYCHOLOGISCHE ASPEKTE IN DER GASTROENTEROLOGIE

Umgang mit Ängsten im Zusammenhang mit Verfahren und Diagnosen

Die Angst vor dem Unbekannten, die Furcht vor den Ergebnissen oder einfach nur das Unbehagen im Zusammenhang mit einem medizinischen Eingriff können für Patienten in der Gastroenterologie eine große Angstquelle darstellen. Die Behandlung dieser Ängste ist für das Wohlbefinden des Patienten und den Erfolg des Eingriffs von entscheidender Bedeutung.

1. Bildung und Information :
   * **Klare Erklärung**: Beschreiben Sie das Verfahren oder die Diagnose in einfachen Worten und erklären Sie, warum es notwendig ist und wie es durchgeführt werden soll.
   * **Visuelles Material**: Verwenden Sie Broschüren, Videos oder Schemata, die dabei helfen, den Prozess zu veranschaulichen und zu verdeutlichen.
   * **Fragen und Antworten**: Ermutigen Sie den Patienten, Fragen zu stellen, und beantworten Sie diese mit Geduld und Einfühlungsvermögen.

2. Psychologische Vorbereitung :
   * **Entspannungstechniken**: Bringen Sie dem Patienten Methoden wie tiefes Atmen, Meditation oder Visualisierung bei.
   * **Emotionale Unterstützung**: Aktives Zuhören anbieten, die Gefühle des Patienten validieren und

einen sicheren Raum für die Äußerung von Sorgen bereitstellen.

3. Angepasste Umgebung :
   - **Beruhigende Atmosphäre** : Sorgen Sie für eine ruhige Umgebung mit gedämpftem Licht, sanfter Musik oder beruhigenden Geräuschen, wenn möglich.
   - **Vertraulichkeit**: Gewährleistung eines privaten Raums für Konsultationen, Untersuchungen und sensible Diskussionen.

4. Begleitung :
   - **Anwesenheit eines Angehörigen**: Ermöglicht es einem Familienmitglied oder einem Freund, den Patienten bei Terminen oder Eingriffen zu begleiten, wenn der Patient dies wünscht.
   - **Peer-Support**: Ermutigen Sie den Patienten, sich Selbsthilfegruppen anzuschließen, in denen er seine Erfahrungen austauschen und von anderen hören kann.

5. Pharmakologische Strategien :
   - **Anxiolytika**: In einigen Fällen kann ein Medikament verschrieben werden, um die Angst vor einem Eingriff zu verringern. Es ist wichtig, dass Sie die Vorteile, Risiken und möglichen Nebenwirkungen besprechen.

6. Feedback nach dem Verfahren :
   - **Offene Diskussion**: Nehmen Sie sich nach dem Eingriff die Zeit, mit dem Patienten zu sprechen, seine Fragen zu beantworten und eine Nachbesprechung darüber abzuhalten, was gut gelaufen ist oder was schwierig war.
   - **Verbesserungsstrategien**: Den Patienten um Feedback zu seinen Erfahrungen bitten, um die Behandlung bei künftigen Eingriffen zu optimieren.

7. Zugang zu psychologischer Unterstützung :
- **Psychotherapie**: Den Patienten ggf. an einen Therapeuten oder Psychologen verweisen, der auf die Unterstützung von Patienten mit chronischen Krankheiten oder medizinischen Eingriffen spezialisiert ist.
- **Counseling**: Sitzungen mit einem spezialisierten Gesundheitsberater anbieten, um bei der Bewältigung von Ängsten und Sorgen im Zusammenhang mit der Diagnose oder Behandlung zu helfen.

Das Erkennen und Ansprechen der Ängste von Patienten ist für eine ganzheitliche Behandlung von grundlegender Bedeutung. Wenn Angehörige der Gesundheitsberufe die Ängste der Patienten verstehen und ansprechen, können sie die Erfahrungen der Patienten und damit auch die klinischen Ergebnisse erheblich verbessern.

Psychologische Unterstützung für chronische Krankheiten.

Der Umgang mit chronischen Krankheiten wie Morbus Crohn, Colitis ulcerosa oder Leberzirrhose erfordert einen ganzheitlichen Ansatz, der nicht nur die körperliche Pflege, sondern auch die psychologische Unterstützung einbezieht. Angesichts einer chronischen Diagnose kann der Patient eine Unzahl von Emotionen erleben, die von Verleugnung über Trauer und Akzeptanz bis hin zu Wut reichen. Eine angemessene psychologische Unterstützung ist daher von entscheidender Bedeutung, um die Lebensqualität und den Umgang mit der Krankheit zu verbessern.

1. Erkennen von emotionalen Bedürfnissen :
- **Regelmäßige Beurteilung**: Verwenden Sie standardisierte Screening-Instrumente, um die

Stimmung und das emotionale Wohlbefinden der Patienten regelmäßig zu beurteilen.

- **Offener Dialog**: Ermutigen Sie den Patienten, seine Sorgen, Ängste und Gefühle im Zusammenhang mit seiner Krankheit zu äußern.

2. Einzeltherapie :

- **Psychotherapie**: Kognitive Verhaltenstherapie, Akzeptanz- und Commitment-Therapie oder andere Methoden können bei der Bewältigung von Stress, Angst und Depressionen, die mit einer chronischen Krankheit einhergehen, hilfreich sein.
- **Tipp**: Beratungssitzungen können dem Patienten helfen, sich durch die täglichen Herausforderungen des Umgangs mit seiner Krankheit zu navigieren.

3. Selbsthilfegruppen :

- **Erfahrungsaustausch**: Patienten sollen die Möglichkeit erhalten, ihre Erfahrungen, Tipps und Ratschläge mit anderen Personen in der gleichen Situation zu teilen.
- **Intervention von Experten** : Laden Sie Experten ein, um über bestimmte Themen zu diskutieren, z. B. über Ernährung, Medikation oder Schmerzbehandlung.

4. Workshops und Schulungen :

- **Stressbewältigung**: Bieten Sie Workshops zu Meditation, Achtsamkeit oder Yoga an, um bei der Bewältigung von Stress und Angstzuständen zu helfen.
- **Aufklärung über die Krankheit**: Bereitstellung von Informationen über die Krankheit, die verfügbaren Behandlungsmethoden und die neuesten Forschungsergebnisse, damit sich der Patient informiert und unter Kontrolle fühlt.

5. Familienintervention :
- **Unterstützung der Familie**: Bieten Sie Informations- und Unterstützungssitzungen für Familienmitglieder an, um ihnen zu helfen, die Krankheit zu verstehen und ihre Angehörigen wirksam zu unterstützen.
- **Familientherapie**: In manchen Fällen kann eine Familientherapie von Vorteil sein, um die Spannungen oder spezifischen Herausforderungen im Zusammenhang mit der Krankheit anzugehen.

6. Zugang zu Ressourcen :
- **Dokumentation**: Stellen Sie Broschüren, Bücher und anderes schriftliches Material über die Krankheit und den Umgang mit ihr zur Verfügung.
- **Überweisung an Spezialisten** : Überweisung von Patienten an Psychologen, Psychiater oder andere Spezialisten entsprechend ihren spezifischen Bedürfnissen.

7. Einhaltung der Behandlung :
- **Unterstützung bei der Nachsorge**: Helfen Sie dem Patienten zu verstehen, wie wichtig es ist, die Behandlung zu befolgen, und bieten Sie Unterstützung bei der Überwindung potenzieller Hindernisse für die Einhaltung der Behandlung.
- **Regelmäßiges Feedback**: Ermutigen Sie die Patientin/den Patienten, ihre/seine Erfahrungen mit der Behandlung zu schildern und eventuell notwendige Änderungen oder Anpassungen zu besprechen.

Eine wirksame und angemessene psychologische Unterstützung kann die Lebensqualität von Patienten mit chronischen Erkrankungen in der Gastroenterologie erheblich verbessern. Ein ganzheitlicher Ansatz, der sowohl die physiologischen als auch die emotionalen Bedürfnisse des Patienten berücksichtigt, ist von entscheidender

Bedeutung, um die bestmöglichen Ergebnisse zu gewährleisten.

Die Beziehung zu den Familien der Patienten und ihre Rolle in der Pflege.

Die Familie eines Patienten spielt eine entscheidende Rolle im Behandlungsverlauf. In der Gastroenterologie, wo die Diagnosen und Behandlungen komplex und manchmal chronisch sein können, ist die Zusammenarbeit mit den Familien für eine umfassende Betreuung von entscheidender Bedeutung. Diese Beziehung, die auf Vertrauen, Einfühlungsvermögen und Respekt beruht, fördert nicht nur die Genesung des Patienten, sondern stärkt auch die therapeutische Partnerschaft.

1. Verständnis und Information :
- **Aufklärung der Familien**: Informieren Sie sie über die Krankheit, die Behandlungen und die Verfahren, damit sie den Patienten auf informierte Weise unterstützen können.
- **Informationsveranstaltungen**: Organisieren Sie regelmäßige Treffen, um die Fragen der Familien zu beantworten und sie über die Entwicklung der Situation auf dem Laufenden zu halten.

2. Aktive Teilnahme an der Pflege :
- **Vermittlerrolle**: Die Familie kann eine wesentliche Rolle spielen, indem sie Informationen zwischen dem medizinischen Team und dem Patienten vermittelt, insbesondere wenn der Patient nicht mehr kommunizieren kann.
- **Unterstützung zu Hause**: Sicherstellung eines reibungslosen Übergangs, wenn der Patient nach Hause kommt, indem die Familien in der Grundpflege

oder der Verabreichung von Medikamenten geschult werden.

3. Emotionale Führung :
   - **Psychologische Unterstützung**: Anerkennen, dass Familien angesichts der Krankheit eines Angehörigen auch Angst oder Stress empfinden können, und ihnen Ressourcen anbieten, um damit umzugehen.
   - **Raum für Meinungsäußerung**: Bereitstellung einer sicheren Umgebung, in der die Familien ihre Sorgen, Ängste und Hoffnungen mitteilen können.

4. Medizinische Entscheidungen :
   - **Gemeinsame Entscheidungsfindung** : Einbeziehung der Familie in medizinische Entscheidungen, insbesondere wenn der Patient nicht in der Lage ist, für sich selbst zu entscheiden, um die Wünsche und Werte des Patienten zu respektieren.
   - **Vorausschauende Pflegeplanung**: Ermutigen Sie die Familien, die Patientenverfügung mit dem Patienten zu besprechen, damit sie auf alle Eventualitäten vorbereitet sind.

5. Respekt und kulturelle Integration :
   - **Familienwerte verstehen**: Jede Familie hat ihre eigenen Überzeugungen, Werte und Traditionen. Es ist wichtig, diese zu erkennen und in den Pflegeplan zu integrieren.
   - **Dolmetschdienste**: Sicherstellen, dass Familien, die andere Sprachen sprechen oder besondere kulturelle Bedürfnisse haben, die Ressourcen erhalten, die sie benötigen, um zu verstehen und verstanden zu werden.

6. Begleitung am Lebensende :
   - **Palliativmedizinische Unterstützung**: Arbeiten Sie eng mit den Familien zusammen, wenn sich der

Patient dem Ende seines Lebens nähert, und stellen Sie sicher, dass sie unterstützt, informiert und in Entscheidungen einbezogen werden.

Die enge Zusammenarbeit mit den Familien in der gastroenterologischen Abteilung macht die Familie nicht nur zu einem Partner in der Pflege, sondern stärkt auch das allgemeine Wohlbefinden des Patienten. Die Beziehung zwischen Krankenpfleger und Familie sollte auf gegenseitigem Respekt, Vertrauen und offener Kommunikation beruhen und so die bestmögliche Versorgung des Patienten gewährleisten.

Kapitel 14
ETHIK UND BERUFSETHOS IN DER GASTROENTEROLOGIE

Achtung der Autonomie des Patienten und informierte Zustimmung.

In der weiten Welt der Medizin und insbesondere in der Gastroenterologie ist die Achtung der Patientenautonomie ein Eckpfeiler der ethischen Praxis. Diese Autonomie bedeutet, dass jeder Mensch das unveräußerliche Recht hat, Entscheidungen über seine eigene Gesundheit zu treffen. Diese Entscheidungen müssen jedoch auf einem vollständigen und klaren Verständnis der vorgeschlagenen medizinischen Interventionen, ihrer Auswirkungen und der damit verbundenen potenziellen Risiken beruhen. Hier kommt das Prinzip der informierten Einwilligung ins Spiel.

Die informierte Einwilligung ist nicht nur eine Verwaltungsformalität oder eine Unterschrift auf einem Dokument. Sie ist ein dynamischer Prozess, ein fortlaufendes Gespräch zwischen dem Patienten und dem medizinischen Team. Dieser Dialog ermöglicht es dem Patienten, die Art des Verfahrens oder der Behandlung, den potenziellen Nutzen, die damit verbundenen Risiken sowie die verfügbaren Alternativen vollständig zu verstehen.

In der Gastroenterologie ist es beispielsweise vor einer Endoskopie oder Koloskopie von entscheidender Bedeutung, dass der Patient nicht nur die Einzelheiten des Verfahrens selbst versteht, sondern auch die Gründe, warum es empfohlen wird, mögliche Komplikationen und alternative Behandlungsmöglichkeiten. Dadurch wird sichergestellt, dass der Patient die Behandlung nicht passiv über sich ergehen lässt, sondern auf informierte Weise aktiv daran teilnimmt.

Das medizinische Team ist seinerseits dafür verantwortlich, nicht nur alle relevanten Informationen bereitzustellen, sondern auch sicherzustellen, dass der Patient sie richtig verstanden hat. Dazu kann es notwendig sein, umzuformulieren, mit Beispielen zu illustrieren oder visuelle Hilfsmittel zu verwenden. Der Patient sollte sich frei fühlen, Fragen zu stellen, Bedenken oder Vorbehalte zu äußern und sich die nötige Zeit nehmen, um über seine Entscheidung nachzudenken.

Doch über den informativen Aspekt hinaus umfassen die Achtung der Patientenautonomie und die Einwilligung nach Aufklärung eine zutiefst menschliche und emotionale Dimension. Es bedeutet, die Einzigartigkeit jedes Menschen, seine Sorgen, Ängste, Wünsche und Werte anzuerkennen. In manchen Fällen, insbesondere bei Entscheidungen mit weitreichenden Konsequenzen, kann der Patient psychologische Unterstützung oder Anleitung benötigen, um eine informierte Wahl zu treffen.

In der Gastroenterologie wie auch in allen anderen medizinischen Disziplinen sind die Achtung der Patientenautonomie und die Einwilligung nach Aufklärung nicht einfach nur gesetzliche oder ethische Verpflichtungen. Sie sind die Quintessenz einer respektvollen, patientenzentrierten Medizin, in der jeder Eingriff das Ergebnis einer gemeinsamen Entscheidung ist, die in voller Kenntnis der Sachlage getroffen wurde.

Umgang mit gängigen ethischen Dilemmas.

Die Medizin mit ihrem komplexen Spektrum an Situationen und Entscheidungen ist ein fruchtbarer Boden für ethische Dilemmata. In der Gastroenterologie, wie auch in anderen medizinischen Fachgebieten, stehen die Angehörigen der Gesundheitsberufe oft vor schwierigen Entscheidungen, die ihr moralisches Empfinden und ihre Berufsethik herausfordern.

1. Autonomie gegen medizinischen Nutzen :
Eine der häufigsten ethischen Spannungen ist die zwischen der Achtung der Autonomie des Patienten und dem Wunsch des Behandlers, im besten medizinischen Interesse des Patienten zu handeln. Ein Patient kann beispielsweise trotz besorgniserregender klinischer Anzeichen eine Koloskopie ablehnen. In solchen Fällen muss das Ärzteteam das Recht des Patienten, eine Behandlung abzulehnen, gegen den potenziellen Nutzen des Eingriffs abwägen.

2. Vollständige Offenlegung versus Patientenschutz :
Wie viel Information sollte dem Patienten gegeben werden? Manchmal können zu viele Informationen unnötige Ängste verursachen, aber zu wenig Informationen können die Einwilligung nach Aufklärung gefährden. Es gilt, ein Gleichgewicht zwischen einer vollständigen Offenlegung und dem Schutz des emotionalen Wohlbefindens des Patienten zu finden.

3. Umgang mit unrealistischen Erwartungen :
Einige Patienten haben möglicherweise unrealistische Erwartungen an die Ergebnisse einer Behandlung oder eines Eingriffs. Der Gastroenterologe steht dann vor dem Dilemma, entweder zu versuchen, die Wünsche des

Patienten zu erfüllen, oder Grenzen zu setzen, die auf medizinischen und ethischen Kriterien beruhen.

4. Interessenkonflikte :
In der modernen Medizin mit ihren technologischen Fortschritten und Verbindungen zur Industrie kann es zu Situationen kommen, in denen finanzielle oder Forschungsinteressen mit dem Wohl des Patienten in Konflikt geraten können. Es ist von entscheidender Bedeutung, diese Konflikte zu erkennen und transparent zu handhaben.

5. Entscheidungen am Lebensende :
In der Gastroenterologie können sich komplexe Entscheidungen ergeben, insbesondere wenn es sich um Patienten mit Krankheiten im Endstadium handelt, wie z. B. bestimmte Krebsarten. Die Frage nach therapeutischer Verbissenheit, palliativen Maßnahmen oder dem Abbruch bestimmter Behandlungen kann zu tiefgreifenden ethischen Dilemmata führen.

6. Vertraulichkeit :
Die Achtung der Privatsphäre und der Vertraulichkeit ist von entscheidender Bedeutung, aber es können Situationen entstehen, in denen das öffentliche Interesse oder das Wohlergehen anderer eine Offenlegung von Informationen rechtfertigen könnte, z. B. im Fall von ansteckenden Krankheiten.

Angesichts dieser Dilemmasituationen ist es für Gastroenterologen und das gesamte medizinische Team von entscheidender Bedeutung, über einen soliden ethischen Rahmen zu verfügen, der häufig auf Prinzipien wie Autonomie, Wohltätigkeit, Nicht-Schaden und Gerechtigkeit beruht. Darüber hinaus kann die Hinzuziehung von Ethikkommissionen in Krankenhäusern eine wertvolle externe Perspektive bieten, um durch diese heiklen Fragen zu navigieren.

Im Mittelpunkt dieser Dilemmas steht immer das Wohl des Patienten, und diese ethischen Herausforderungen müssen mit Einfühlungsvermögen, Respekt und Integrität angegangen werden.

Vertraulichkeit und Patientenrechte.

Die Vertraulichkeit ist ein wesentlicher Pfeiler der Beziehung zwischen Arzt und Patient. Sie ist der Garant für das Vertrauen, das die Patienten ihren Behandlern entgegenbringen, da sie wissen, dass die sensiblen Informationen, die sie mitteilen, nur im strikten Rahmen ihrer medizinischen Behandlung verwendet werden. In der Gastroenterologie, wie auch in anderen Fachgebieten, ist diese Vertraulichkeit von besonderer Bedeutung.

Vertraulichkeit: ein Grundrecht
Das Recht auf Vertraulichkeit ist in vielen medizinischen Berufsordnungen auf der ganzen Welt verankert. Dieses Recht besagt, dass alle Informationen über einen Patienten - sei es über seine Krankengeschichte, Untersuchungen, Behandlungen oder andere Aspekte seiner Behandlung - streng vertraulich behandelt werden müssen. In der Gastroenterologie kann dies detaillierte Informationen über die Gesundheit des Verdauungstrakts des Patienten, Verfahren wie Koloskopien oder Diagnosen wie entzündliche Darmerkrankungen betreffen.
Grenzen und Ausnahmen der Vertraulichkeit

Die Vertraulichkeit ist zwar ein grundlegendes Prinzip, aber sie ist nicht absolut. Es gibt bestimmte Situationen, in denen die Offenlegung von Informationen gerechtfertigt sein kann:
  - **Zustimmung des Patienten**: Wenn ein Patient ausdrücklich zustimmt, dass bestimmte Informationen weitergegeben werden dürfen, z. B. an andere

Spezialisten für eine Zweitmeinung, kann die Vertraulichkeit aufgehoben werden.

- **Übergeordnetes Interesse**: In seltenen Situationen kann die Offenlegung medizinischer Informationen notwendig sein, um die öffentliche Gesundheit zu schützen oder eine unmittelbare Gefahr für den Patienten oder andere abzuwenden.
- **Rechtliche Verpflichtungen**: Einige Länder oder Gerichtsbarkeiten können die Offenlegung medizinischer Informationen unter bestimmten Umständen vorschreiben, z. B. zur Erkennung bestimmter ansteckender Krankheiten.

Die Rechte des Patienten
Über die Vertraulichkeit hinaus haben Patienten zahlreiche Rechte:

- **Zugang zu Informationen**: Jeder Patient hat das Recht, seine Krankenakte einzusehen, eine Kopie davon zu erhalten und Klarstellungen zu jedem darin enthaltenen Sachverhalt zu verlangen.
- **Berichtigung von Daten**: Wenn ein Patient der Meinung ist, dass eine Information in seiner Akte falsch ist, hat er das Recht, eine Berichtigung zu verlangen.
- **Informierte Zustimmung**: Keine medizinische Maßnahme darf ohne die freie und informierte Zustimmung des Patienten durchgeführt werden. Dies bedeutet, dass der Patient vollständig über die Auswirkungen, Risiken und Vorteile des Eingriffs aufgeklärt wird.
- **Behandlungsverweigerung**: Jeder Patient hat das Recht, eine Behandlung oder einen Eingriff abzulehnen, auch wenn dies gegen die medizinischen Empfehlungen verstößt.

Vertraulichkeit und die Achtung der Patientenrechte sind mehr als nur gesetzliche oder standesrechtliche

Verpflichtungen. Sie verkörpern das Wesen einer respektvollen und patientenzentrierten medizinischen Praxis, in der jeder Einzelne anerkannt und mit Würde, Respekt und Wohlwollen behandelt wird. In der Gastroenterologie, wie in jedem anderen medizinischen Bereich auch, leiten diese Grundsätze jede Interaktion, jede Diagnose und jede Behandlung und gewährleisten eine qualitativ hochwertige Versorgung unter Achtung der Grundrechte jedes Patienten.

KAPITEL 15
DIE BEDEUTUNG
DER KLINISCHEN FORSCHUNG

Teilnahme an klinischen Studien und an Tests.

Die medizinische Forschung befindet sich in einem ständigen Wandel und sucht ständig nach besseren Möglichkeiten, Krankheiten zu behandeln, zu diagnostizieren oder sogar zu verhindern. In der Gastroenterologie ist dies aufgrund der Komplexität und Vielfalt der Erkrankungen des Verdauungssystems besonders relevant. Klinische Studien und Therapieversuche sind wichtige Schritte, um wissenschaftliche Erkenntnisse in klinische Interventionen umzusetzen, die den Patienten zugute kommen.

Warum sollte man an klinischen Studien teilnehmen?
- **Medizinischer Fortschritt**: In klinischen Studien werden neue Behandlungsmethoden, neue Therapieansätze oder neue Diagnoseverfahren bewertet.
- **Zugang zu innovativen Behandlungsmethoden**: Die Teilnehmer können Zugang zu neuen Behandlungsmethoden erhalten, die noch nicht allgemein verfügbar sind.
- **Beitrag zur Wissenschaft**: Wer an einer klinischen Prüfung teilnimmt, trägt zum Fortschritt der medizinischen Wissenschaft bei und hilft potenziell zukünftigen Patienten.

<u>Wichtige Überlegungen für Krankenpfleger</u>

- **Aufklärung der Patienten** : Krankenpfleger spielen eine Schlüsselrolle bei der Aufklärung der Patienten über den Ablauf der Studien und die potenziellen Vorteile und Risiken.
- **Erhöhte Überwachung**: Patienten, die an Studien teilnehmen, müssen möglicherweise genauer überwacht werden, um mögliche Nebenwirkungen frühzeitig zu erkennen.
- **Berichterstattung und Dokumentation**: Genauigkeit ist entscheidend. Krankenpfleger müssen sicherstellen, dass alle Ergebnisse, Beobachtungen und Maßnahmen akribisch aufgezeichnet werden.

<u>Informierte Zustimmung</u>
Jeder Patient, der potenziell für eine klinische Prüfung in Frage kommt, muss seine Einwilligung nach Aufklärung geben. Das bedeutet, dass er vollständig über die Ziele der Studie, die beteiligten Verfahren, den potenziellen Nutzen und die Risiken sowie das Recht, sich jederzeit ohne Nachteile für seine Versorgung von der Studie zurückzuziehen, informiert werden muss.

<u>Ethik bei klinischen Versuchen</u>
Für klinische Studien gelten strenge ethische Normen, um die Sicherheit und das Wohlergehen der Teilnehmer zu gewährleisten. Jede Studie muss vor Beginn von einer unabhängigen Ethikkommission genehmigt werden. Außerdem muss die Vertraulichkeit der Teilnehmer jederzeit gewahrt werden.

<u>Perspektiven für Patienten</u>
Während einige Patienten direkt von ihrer Teilnahme an einer klinischen Prüfung profitieren könnten, sehen andere möglicherweise keinen direkten Nutzen. Nichtsdestotrotz ist der Beitrag zur medizinischen Forschung an sich schon aufwertend.

Klinische Studien und Therapieversuche in der Gastroenterologie bieten die Möglichkeit, die medizinische Wissenschaft voranzutreiben und innovative Lösungen für die Herausforderungen von Erkrankungen des Verdauungstrakts zu finden. Krankenpfleger spielen als Hauptakteure der Patientenversorgung eine entscheidende Rolle bei der Sicherstellung des reibungslosen Ablaufs dieser Studien, indem sie für eine effektive Kommunikation, eine sorgfältige Überwachung und eine genaue Dokumentation sorgen.

Der Krankenpfleger als Bindeglied zwischen Patient und Forschung.

Der Krankenpfleger nimmt durch seine Nähe und ständige Interaktion mit dem Patienten eine einzigartige Stellung in der Welt des Gesundheitswesens ein. Über ihre klinischen Aufgaben hinaus spielt sie eine entscheidende Rolle als Brücke zwischen dem Patienten und dem weiten Feld der medizinischen Forschung. Im Fachgebiet der Gastroenterologie ist diese Rolle angesichts der raschen Entwicklung des Wissens und der Behandlungsmethoden in diesem Bereich umso wichtiger.

Informationsvermittler
- **Entmystifizierung der Forschung**: Der Krankenpfleger hat die Fähigkeit, den komplexen medizinischen Fachjargon in für den Patienten leichter verständliche Begriffe zu übersetzen, und hilft dem Patienten so, die Herausforderungen, Ziele und Prozesse klinischer Studien zu verstehen.
- **Erörterung der Optionen**: Er kann dem Patienten die verschiedenen verfügbaren Studien oder klinischen Versuche vorstellen und dabei den potenziellen Nutzen und die damit verbundenen Risiken erläutern.

Beurteilung der Angemessenheit
Da der Krankenpfleger den Patienten gut kennt, kann er beurteilen, ob dieser ein guter Kandidat für eine bestimmte klinische Studie ist. Bei dieser Beurteilung werden der allgemeine Gesundheitszustand des Patienten, seine Krankengeschichte und andere studienspezifische Kriterien berücksichtigt.

Emotionale Unterstützung
Die Aussicht, an einer klinischen Studie teilzunehmen, kann bei manchen Patienten Ängste auslösen. Der Krankenpfleger kann durch seine beruhigende Präsenz emotionale Unterstützung bieten, sich die Sorgen des Patienten anhören und seine Fragen beantworten.

Strenge Überwachung
Während der Dauer der Studie spielt der Krankenpfleger eine entscheidende Rolle bei der Nachsorge des Patienten. Er stellt sicher, dass die Protokolle eingehalten werden, überwacht und dokumentiert alle Nebenwirkungen und gewährleistet, dass jede Intervention oder Medikation korrekt verabreicht wird.

Förderung der Forschung
Der Krankenpfleger kann durch seine Aussage und sein Engagement andere Patienten dazu ermutigen, die Teilnahme an klinischen Studien in Erwägung zu ziehen, wodurch die Bedeutung der Forschung für die Weiterentwicklung der gastroenterologischen Versorgung gestärkt wird.

Weiterführende Bildung
Um ein effektives Bindeglied zwischen Patient und Forschung zu bleiben, muss sich der Krankenpfleger ständig weiterbilden. Dadurch bleibt er über die neuesten Fortschritte in der Gastroenterologie sowie über neue Forschungsmethoden informiert.

Der Krankenpfleger in der Gastroenterologie ist nicht nur ein Akteur in der Pflege, sondern auch ein echter Botschafter der Forschung. Sie erzieht, informiert, unterstützt und führt den Patienten auf seinem Weg durch die manchmal komplexe Welt der medizinischen Forschung. Durch seine einzigartige Position trägt der Krankenpfleger aktiv dazu bei, die Wissenschaft den Menschen, denen sie helfen soll, näher zu bringen, und macht den Patienten so zu einem aktiven Partner bei der Weiterentwicklung der Medizin.

Jüngste Fortschritte aus der Forschung in der Gastroenterologie.

Der Bereich der Gastroenterologie entwickelt sich ständig weiter und wird von unaufhörlichen wissenschaftlichen Entdeckungen getragen. Diese Fortschritte eröffnen neue Behandlungsmöglichkeiten und verbessern die Lebensqualität von Patienten mit gastrointestinalen Erkrankungen. Im Folgenden finden Sie einen Überblick über die bemerkenswerten Fortschritte, die aus der jüngsten Forschung in diesem Fachgebiet hervorgegangen sind:

Darmmikrobiota und Gesundheit
- **Mikrobiomstudien**: Detaillierte Studien des Darmmikrobioms haben seine entscheidende Rolle für viele Aspekte unserer Gesundheit aufgezeigt, von entzündlichen Darmerkrankungen bis hin zu Diabetes und sogar einigen neurologischen Störungen.
- **Mikrobiota-basierte Therapien**: Der Einsatz von Transplantationen der fäkalen Mikrobiota zur Behandlung von wiederkehrenden Infektionen mit *Clostridium difficile* ist ein Beispiel für eine innovative Therapie, die aus dieser Forschung hervorgegangen ist.

Fortschrittliche Endoskopie-Technologien

- **Endoskopische Kapseln**: Diese kleinen Kameras, die wie eine Pille eingenommen werden, ermöglichen die Darstellung von Bereichen des Verdauungssystems, die früher ohne Operation nicht zugänglich waren.
- **Konfokale Endomikroskopie**: Mit dieser Technologie werden während einer Endoskopie mikroskopische Bilder der Darmschleimhaut erstellt, die eine Früherkennung von pathologischen Veränderungen ermöglichen.

Behandlung von entzündlichen Darmerkrankungen (IBD)

- **Gezielte biologische Therapien** : Therapien wie Anti-TNF- oder JAK-Inhibitoren haben die Behandlung von IBD revolutioniert und vielen Patienten, die gegen herkömmliche Therapien resistent sind, Linderung verschafft.
- **Studien zur Ernährung**: Die Forschung hat die Bedeutung der Ernährung bei der Behandlung von IBD hervorgehoben und zu neuen Diätempfehlungen geführt.

Früherkennung und Behandlung von Magen-Darm-Krebs

- **Fortschrittliche Screening-Techniken** : Der Einsatz von künstlicher Intelligenz in der Endoskopie ermöglicht eine genauere Erkennung von Krebsvorstufen.
- **Gezielte Therapien und Immuntherapien**: Diese neuen Ansätze haben vielversprechende Ergebnisse bei der Behandlung bestimmter fortgeschrittener gastrointestinaler Krebserkrankungen gezeigt.

Die Rolle der Ernährung bei gastrointestinalen Störungen

- **FODMAP-Diäten**: Die Forschung hat die Wirksamkeit von Diäten mit niedrigem FODMAP-Gehalt bei der Bewältigung der Symptome des Reizdarmsyndroms nachgewiesen.
- **Rolle von Gluten**: Über die Zöliakie hinaus ist die nicht-zöliakische Glutensensitivität ein Bereich, in

dem aktiv geforscht wird, um diese Störung besser zu verstehen und zu behandeln.

Mechanismen von gastrointestinalen Schmerzen

Die Forschung hat die komplexen Mechanismen des Schmerzes bei Zuständen wie dem Reizdarmsyndrom aufgedeckt und damit den Weg für neue therapeutische Strategien geebnet.

Diese Fortschritte sind nur die Spitze des Eisbergs in einem Bereich, der sich ständig weiterentwickelt. Die Forschung im Bereich der Gastroenterologie liefert weiterhin innovative Lösungen für medizinische Herausforderungen und bietet Patienten auf der ganzen Welt Hoffnung und eine verbesserte Lebensqualität.

Kapitel 16
GESUNDHEIT UND WOHLBEFINDEN DES KRANKENPFLEGERS

Mit Stress umgehen und Burnout zu vermeiden.

Der Beruf des Krankenpflegers mit seinen Verantwortlichkeiten und Anforderungen kann besonders anstrengend sein. In der Gastroenterologie ist der Krankenpfleger täglich mit komplexen, emotional belastenden und potenziell stressigen Situationen konfrontiert. Stressmanagement und die Vermeidung von Burnout sind daher von entscheidender Bedeutung, um die Qualität der Pflege und das Wohlbefinden des Krankenpflegers zu gewährleisten.

Erkennen von Anzeichen für Stress und Erschöpfung
Der erste Schritt zu einer effektiven Stressbewältigung besteht darin, die Anzeichen von Stress zu erkennen. Anhaltende Müdigkeit, Reizbarkeit, Schlafstörungen, nachlassende Motivation, ein Gefühl der Desillusionierung oder Ineffizienz können Indikatoren für chronischen Stress oder ein beginnendes Burnout sein.
Anpassungsstrategien einführen

- **Priorisierung und Delegation**: Die Dringlichkeit von Situationen zu erkennen und nach Möglichkeit zu delegieren, kann die Arbeitsbelastung und das Gefühl der Überforderung verringern.
- **Pausen machen**: Wenn Sie während des Tages regelmäßig kurze Pausen einlegen, können Sie neue Energie tanken und die Anspannung abbauen. Diese Zeiten können genutzt werden, um sich zu strecken,

tief durchzuatmen oder sich einfach ein paar Minuten zu entspannen.

- **Zeitmanagement**: Den Tag gut zu organisieren, sich erreichbare Ziele zu setzen und Prokrastination zu vermeiden, kann Stress reduzieren.

Sich um sich selbst kümmern

- **Ausgewogene** Ernährung: Eine angemessene Ernährung ist wichtig, um Energie und Konzentration aufrechtzuerhalten.

- **Körperliche Aktivität**: Selbst mäßige Bewegung kann helfen, Stress abzubauen, die Stimmung zu verbessern und die Resilienz zu stärken.

- **Guter Schlaf**: Ein erholsamer Schlaf ist entscheidend für die Erholung von anspruchsvollen Tagen.

Unterstützung suchen

- **Supervision und Mentoring**: Die Diskussion mit einem Supervisor oder Mentor kann wertvolle Ratschläge, eine andere Perspektive und emotionale Unterstützung bieten.

- **Unterstützung durch Kollegen**: Das Teilen von Erfahrungen mit Kollegen kann Erleichterung bieten, da diese die Herausforderungen verstehen und sich in sie einfühlen können.

- **Bei Bedarf konsultieren**: Wenn der Stress zu aufdringlich wird, kann es von Vorteil sein, eine medizinische Fachkraft zu konsultieren, sei es ein Psychologe, ein Berater oder ein anderer Spezialist.

Persönliche Entwicklung und Bildung

- **Meditation und Entspannungstechniken**: Achtsamkeit, Meditation oder andere Entspannungstechniken können bei der Bewältigung von Stress helfen.

- **Weiterbildung**: Das Erlernen neuer Fähigkeiten kann das Vertrauen stärken und das Gefühl der Unsicherheit verringern.

Grenzen setzen

Es ist entscheidend, seine Grenzen zu erkennen und zu wissen, wann man Nein sagen oder um Hilfe bitten muss. Das verhindert, dass man sich verzettelt und ermöglicht es, sich auf die wesentlichen Aufgaben zu konzentrieren.

Das Wohlbefinden von Krankenpflegern in der Gastroenterologie ist nicht nur für sie selbst von entscheidender Bedeutung, sondern auch für die Bereitstellung einer qualitativ hochwertigen Patientenversorgung. Durch das Erkennen, Antizipieren und Bewältigen von Stress und Burnout kann eine lange, erfüllende und für alle Beteiligten vorteilhafte Karriere gewährleistet werden.

Entspannungs- und Selbsthilfetechniken.

Die Welt der Medizin ist oftmals anspruchsvoll, insbesondere für Krankenpfleger, die in Fachgebieten wie der Gastroenterologie arbeiten. Um weiterhin eine qualitativ hochwertige Pflege zu leisten und gleichzeitig das eigene Wohlbefinden zu erhalten, ist es für Krankenpfleger unerlässlich, sich Entspannungs- und Selbstpflegetechniken anzueignen. Diese Methoden können dazu beitragen, Stress abzubauen, Burnout vorzubeugen und die Lebensqualität zu verbessern.

Die tiefe Atmung
Eine der einfachsten, aber effektivsten Methoden, um Entspannung herbeizuführen, ist die Tiefenatmung. Sie ermöglicht :
- Die Herzfrequenz senken
- Muskelspannung senken
- Konzentration fördern
- Um sie zu praktizieren, müssen Sie sich nur bequem hinsetzen oder hinlegen, die Augen schließen, langsam durch die Nase einatmen, die Lungen

vollständig füllen und dann langsam durch den Mund ausatmen.

Meditation und Achtsamkeit
Diese Techniken haben aufgrund ihrer zahlreichen Vorteile an Popularität gewonnen, darunter :
- Abbau von Stress
- Die Verbesserung der Konzentration
- Die Förderung eines Gefühls der Ruhe und des inneren Friedens
- Ob es sich um eine geführte Meditation, einen Körperscan oder das einfache Beobachten der Atmung handelt, ein paar Minuten am Tag können einen großen Unterschied machen.

Körperliche Betätigung
Körperliche Aktivität ist ein hervorragendes Mittel, um :
- Stress abbauen
- Stimmungsaufhellung durch Freisetzung von Endorphinen
- Aufrechterhaltung einer guten allgemeinen Gesundheit
- Ob schnelles Gehen, Yoga, Schwimmen oder eine andere Form von Bewegung - wichtig ist, dass Sie eine Aktivität finden, die Ihnen Spaß macht, und diese regelmäßig ausüben.

Visualisierungstechniken
Visualisierung bedeutet, sich einen Ort oder eine Situation vorzustellen, die Entspannung hervorruft. Sie ermöglicht :
- Den Geist von alltäglichen Sorgen ablenken
- Positive Gefühle kultivieren
- Diese Technik kann besonders vor einem stressigen Verfahren oder nach einem anstrengenden Tag hilfreich sein.

Journaling
Regelmäßiges Schreiben kann helfen, :
- Gedanken klären
- Erkennen und Behandeln von Emotionen
- Lösungen für Probleme finden
- Sie müssen nicht lange schreiben, ein paar Zeilen über die Empfindungen des Tages können ausreichen.

Körperpflege
Behandlungen wie Massagen, heiße Bäder oder Aromatherapie können :
- Muskelspannung reduzieren
- Verbesserung der Blutzirkulation
- Förderung der allgemeinen Entspannung

Die Abmeldung
In einer ständig vernetzten Welt ist es von Vorteil, sich Zeit abseits der Bildschirme zu nehmen, seien es Computer, Telefone oder Fernseher. Dies ermöglicht :
- Reduzieren Sie die geistige Stimulation
- Eine bessere Schlafqualität fördern
- Sich wieder mit der unmittelbaren Umgebung verbinden

Letztendlich muss jeder Krankenpfleger die Techniken finden, die für ihn am besten geeignet sind. Wichtig ist, dass man die Bedeutung der Selbstpflege erkennt und sich regelmäßig Zeit nimmt, um sich zu erholen. Die geistige und emotionale Gesundheit ist ebenso entscheidend wie die körperliche Gesundheit, insbesondere in so anspruchsvollen Berufen wie dem der Krankenpfleger in der Gastroenterologie.

Unterstützung unter Kollegen und Bedeutung des beruflichen Netzwerks.

In der komplexen und anspruchsvollen Welt der Medizin, insbesondere in Fachgebieten wie der Gastroenterologie, sind berufliche Beziehungen von größter Bedeutung. Die Solidarität unter Kollegen und der Aufbau eines robusten beruflichen Netzwerks sind Grundpfeiler, um eine qualitativ hochwertige Pflege zu gewährleisten und gleichzeitig die psychische Gesundheit und das Wohlbefinden der Pflegenden zu erhalten.

Unterstützung unter Kollegen: eine ungeahnte Stärke
Die Zusammenarbeit zwischen Krankenpflegern, Ärzten, Pflegehelfern und anderen Gesundheitsfachkräften ist weit mehr als nur eine Arbeitsdynamik. Sie schafft ein Umfeld gegenseitiger Unterstützung, in dem :

- **Erfahrungsaustausch**: Krankenpfleger können praktische Ratschläge, Tipps und Techniken für den Umgang mit komplexen Situationen austauschen.
- **Gegenseitiges Verständnis**: Wer könnte die Herausforderungen des Alltags, die stressigen Situationen und die Emotionen, die bestimmte klinische Fälle mit sich bringen, besser verstehen als ein Kollege?
- **Emotionale Unterstützung**: In schwierigen Zeiten ist es von unschätzbarem Wert, einen Kollegen zu haben, mit dem man reden kann und der ein wohlwollendes Ohr bietet.
- **Zusammenarbeit in der Pflege**: Ein Patient profitiert oft von einer multidisziplinären Pflege. Eine reibungslose Kommunikation zwischen den verschiedenen Beteiligten sorgt für eine kontinuierliche Pflege und ein besseres Fallmanagement.

Das berufliche Netzwerk: den Horizont erweitern
Ein starkes berufliches Netzwerk zu haben, geht weit über die Beziehungen zwischen Kollegen an derselben Schule hinaus. Es beinhaltet :

- **Weiterbildung**: Kongresse, Seminare und Schulungen sind hervorragende Gelegenheiten, um Fachleute aus anderen Einrichtungen zu treffen, sich über Praktiken auszutauschen und sich über die neuesten Entwicklungen zu informieren.

- **Austausch zwischen Krankenhäusern**: Die Zusammenarbeit zwischen verschiedenen Krankenhäusern oder Kliniken kann die jeweiligen Praktiken bereichern und zu einer besseren Patientenversorgung führen.

- **Karrieremöglichkeiten**: Ein erweitertes berufliches Netzwerk kann Türen für Arbeits-, Forschungs- oder Lehrmöglichkeiten öffnen.

- **Forschung und Innovation**: Krankenpfleger, die sich in der Forschung engagieren möchten, können über ihr Netzwerk Mentoren, Partner oder Mitarbeiter finden.

Ein unterstützendes Umfeld fördern
Für Gesundheitseinrichtungen ist es von entscheidender Bedeutung, die Bedeutung der Unterstützung von Kollegen und der Bildung professioneller Netzwerke zu erkennen. Dies kann sich äußern durch :

- Momente der Nachbesprechung nach komplexen Situationen.
- Die Einrichtung von Gesprächs- oder Supervisionsgruppen.
- Die Ermutigung, an beruflichen Veranstaltungen oder Schulungen teilzunehmen.
- Die Förderung einer Kultur der gegenseitigen Unterstützung und des gegenseitigen Respekts.

Ein gut unterstützter Krankenpfleger ist ein erfüllterer und kompetenterer Berufsangehöriger und somit besser in der Lage, eine qualitativ hochwertige Pflege zu leisten. In einem so anspruchsvollen Fachgebiet wie der Gastroenterologie ist diese berufliche Solidarität nicht nur für die Pflegenden von Vorteil, sondern auch für das Wohlbefinden der Patienten von entscheidender Bedeutung.

Kapitel 17
TECHNOLOGIE UND INNOVATIONEN
IN DER GASTROENTEROLOGIE

Geräte und modernste Diagnosewerkzeuge.

In der dynamischen Welt der Medizin zeichnet sich die Gastroenterologie durch die rasche Einführung fortschrittlicher Technologien aus, die ein besseres Verständnis, eine genaue Diagnose und optimierte therapeutische Maßnahmen bei Magen-Darm-Erkrankungen ermöglichen. Diese technologischen Fortschritte haben in Verbindung mit der klinischen Kompetenz der Fachkräfte die Patientenversorgung revolutioniert.

Das hochauflösende Endoskop
Die Endoskopie, mit der das Innere des Verdauungstrakts erforscht wird, hat von zahlreichen Innovationen profitiert. Die Einführung von High Definition bietet eine deutlich verbesserte Darstellung der Schleimhäute, sodass auch winzige Läsionen oder subtile Veränderungen erkannt werden können.

Konfokale Endomikroskopie
Diese Technik kombiniert die herkömmliche Endoskopie mit konfokaler Mikroskopie, wodurch mikroskopische Bilder des Gewebes in Echtzeit erstellt werden können. Dies bietet eine beispiellose diagnostische Genauigkeit, insbesondere bei der Unterscheidung zwischen gutartigen und bösartigen Tumoren.

Die Kapselenteroskopie

Auch als "Pillcam" bekannt, ist sie buchstäblich eine Minikamera, die in eine Kapsel eingesetzt wird, die der Patient schluckt. Sie durchdringt das Verdauungssystem und sendet hochauflösende Bilder aus dem Dünndarm, einem Bereich, der mit anderen Mitteln nur schwer zugänglich ist.

Die Ultraschall-Endoskopie (EUS)

Diese Technik ist eine Kombination aus Endoskopie und Ultraschall und liefert detaillierte Bilder der Wände der Verdauungsorgane und der angrenzenden Strukturen. Es ist ein unschätzbares Werkzeug zur Beurteilung von Tumoren, Zysten und anderen Anomalien.

Die hochauflösende Manometrie

Diese Technologie wird zur Beurteilung der Funktion der Speiseröhre eingesetzt und liefert eine detaillierte Darstellung der Speiseröhrenkontraktionen, was bei der Diagnose von Erkrankungen wie Achalasie oder diffusem Ösophaguskrampf hilft.

Die SmartPill

Dies ist eine eingenommene Kapsel, die den Druck, den pH-Wert und die Temperatur entlang des gesamten Magen-Darm-Trakts misst. Sie ist besonders nützlich, um die Magenentleerung und die Darmmotilität zu beurteilen.

Das Hydrogenometer

Dieses Gerät misst die Menge an ausgeatmetem Wasserstoff und hilft bei der Diagnose von Erkrankungen wie Laktoseintoleranz oder übermäßigem Bakterienwachstum im Dünndarm.

Die Bedeutung von Schulungen und Aktualisierungen

Mit dem Aufkommen dieser hochmodernen Technologien ist die ständige Weiterbildung von Krankenpflegern und

Ärzten von entscheidender Bedeutung. Sie müssen nicht nur verstehen, wie diese Geräte funktionieren, sondern auch, wie sie die von ihnen gelieferten Daten interpretieren und dabei die Sicherheit und den Komfort der Patienten gewährleisten können.

Zusammenfassend lässt sich sagen, dass die Gastroenterologie bei der Einführung von Technologien in der Medizin an vorderster Front steht und immer präzisere und wirksamere Diagnose- und Therapiewerkzeuge bietet. Diese Fortschritte versprechen in Verbindung mit dem Fachwissen der Gesundheitsfachkräfte eine bessere Versorgung und bessere Ergebnisse für die Patienten.

Telemedizin und ihre Rolle in der Fernberatung.

In einer zunehmend vernetzten Welt hat sich die Telemedizin als innovative Lösung zur Überwindung einiger der traditionellen Barrieren für den Zugang zur Gesundheitsversorgung herauskristallisiert. Insbesondere in der Gastroenterologie hat diese Versorgungsmodalität die Art und Weise, wie Patienten mit ihren Ärzten interagieren und medizinische Ratschläge erhalten, revolutioniert.

Was ist Telemedizin?
Telemedizin bezeichnet die Erbringung von Gesundheitsdienstleistungen aus der Ferne mithilfe von Informations- und Kommunikationstechnologien. Dies kann medizinische Konsultationen per Videokonferenz, die Fernüberwachung von Patienten, Patientenschulungen und sogar bestimmte Formen der Fernüberwachung umfassen.

Die Vorteile der Telemedizin in der Gastroenterologie
  • **Verbesserter Zugang**: Durch Telemedizin werden geografische Einschränkungen beseitigt, sodass auch

Patienten in abgelegenen Gebieten Zugang zu Fachärzten für Gastroenterologie haben.

- **Zeitersparnis**: Patienten müssen nicht mehr reisen oder in Wartezimmern warten, wodurch sich die Zeit, die sie für die Konsultation aufwenden müssen, verringert.
- **Kontinuität der Versorgung**: Patienten können nach einem Eingriff oder einer Behandlung leicht nachfassen, was bei chronischen Krankheiten wie Morbus Crohn oder Colitis ulcerosa von entscheidender Bedeutung ist.
- **Vorbeugung**: Die Möglichkeit, schnell einen Arzt aufzusuchen, kann helfen, Probleme frühzeitig zu erkennen und zu behandeln.

Herausforderungen und Überlegungen

- **Sicherheit und Datenschutz**: Die Sicherheit der Patienteninformationen zu gewährleisten, ist von größter Bedeutung. Telemedizinische Plattformen müssen den Datenschutzbestimmungen entsprechen.
- **Qualität der Versorgung**: Es ist von entscheidender Bedeutung, dass die Telemedizin die Qualität der Versorgung nicht beeinträchtigt. Auch wenn eine Fernberatung praktisch ist, kann sie nicht immer eine persönliche Beurteilung ersetzen.
- **Technologie und Infrastruktur**: Für die Telemedizin sind eine geeignete Ausrüstung und eine stabile Internetverbindung erforderlich. Nicht alle Patienten haben zwangsläufig Zugang zu diesen Ressourcen.
- **Schulung und Anpassung**: Gesundheitsfachkräfte müssen geschult werden, um telemedizinische Instrumente effektiv zu nutzen und ihre Kommunikationsfähigkeiten an dieses Format anzupassen.

Die Zukunft der Telemedizin in der Gastroenterologie

Mit der Verbreitung vernetzter Geräte und der Betonung der patientenzentrierten Versorgung ist es wahrscheinlich, dass die Telemedizin in der Gastroenterologie weiterhin eine wachsende Rolle spielen wird. Dies kann die Integration der Telemedizin in das Telemonitoring umfassen, wobei Geräte wie Kamerapillen oder Trackingsensoren eine Echtzeitüberwachung der Patienten ermöglichen.

Die Telemedizin in der Gastroenterologie bietet eine einzigartige Möglichkeit, den Zugang zur Gesundheitsversorgung zu erweitern, die Prävention zu fördern und die Lebensqualität der Patienten zu verbessern. Ihr Erfolg hängt von der breiten Akzeptanz durch die Angehörigen der Gesundheitsberufe, der Akzeptanz durch die Patienten sowie von der Einführung geeigneter Vorschriften und Protokolle ab.

Zukünftige Innovationen und ihre potenziellen Auswirkungen auf die Praxis.

Die Gastroenterologie befindet sich, wie viele andere medizinische Bereiche auch, in einem ständigen Wandel. Technologische und wissenschaftliche Innovationen verändern die Art und Weise, in der Angehörige der Gesundheitsberufe gastrointestinale Erkrankungen diagnostizieren, behandeln und managen. Vor diesem Hintergrund ist es für jeden Angehörigen der Gesundheitsberufe von entscheidender Bedeutung, die Auswirkungen dieser Innovationen auf die tägliche Praxis zu verstehen und zu antizipieren.

Die Miniaturisierung der diagnostischen Werkzeuge

Mit dem Aufkommen der Nanotechnologie und von Mikrogeräten sind die Diagnosewerkzeuge kleiner und effizienter geworden. Pillenkameras beispielsweise können nun durch den Verdauungstrakt navigieren und detaillierte Bilder liefern, ohne dass ein invasiver Eingriff erforderlich ist.

Auswirkungen: Weniger Stress und Unbehagen für die Patienten. Weniger Bedarf an Anästhesie und invasiven Verfahren.

Gentherapie und personalisierte Medizin

Das zunehmende Verständnis des menschlichen Genoms und der spezifischen genetischen Marker, die mit bestimmten gastrointestinalen Erkrankungen in Verbindung gebracht werden, ermöglicht es nun, gezielte Behandlungsmethoden in Betracht zu ziehen.

Auswirkungen: Effektivere Behandlungen, weniger Nebenwirkungen und ein besseres Verständnis des Fortschritts der Krankheit.

Künstliche Intelligenz (KI) in der Gastroenterologie

KI kann in Kombination mit medizinischer Bildgebung dabei helfen, Anomalien wie Polypen bei einer Koloskopie schnell und genau zu erkennen.

Auswirkungen: Schnellere Diagnosen, weniger menschliche Fehler und bessere Pflegequalität.

Mikrobiome und gezielte Therapie

Die Forschung über das Darmmikrobiom hat seine Rolle bei vielen gastrointestinalen Erkrankungen aufgezeigt. Therapien mit Probiotika oder sogar Transplantationen der Mikrobiota werden derzeit erforscht.

Auswirkungen: Innovative therapeutische Ansätze, die die Behandlung von Krankheiten wie Reizdarmsyndrom oder Morbus Crohn revolutionieren können.

Virtuelles Lernen und Augmented Reality
Augmented Reality und Virtual Reality könnten genutzt werden, um Ärzte und Krankenpfleger in komplexen Verfahren zu schulen und dabei eine immersive Lernerfahrung zu bieten.

Auswirkung: Eine bessere Vorbereitung der Fachkräfte, wodurch das Fehlerrisiko verringert und die Patientensicherheit erhöht wird.

Die Gastroenterologie steht dank dieser Innovationen vor einem großen Wandel. Trotz der unbestreitbaren Vorteile dieser Fortschritte ist es jedoch von entscheidender Bedeutung, sich diesen neuen Technologien mit Vorsicht zu nähern und dafür zu sorgen, dass die medizinische Ethik und die Patientensicherheit bei jeder Übernahme im Mittelpunkt bleiben. Diese Innovationen sind zwar vielversprechend, werden aber auch eine kontinuierliche Fortbildung erfordern, um ihre optimale Integration in den klinischen Alltag zu gewährleisten.

Kapitel 18
SELTENE PATHOLOGIEN
UND KOMPLEXE FÄLLE
IN DER GASTROENTEROLOGIE

Präsentation
weniger verbreiteten Krankheiten.

Die Gastroenterologie ist ein weites Feld, das eine Vielzahl von Krankheiten umfasst, von den häufigsten bis hin zu den seltensten. Während Erkrankungen wie die gastroösophageale Refluxkrankheit oder Morbus Crohn relativ gut bekannt sind, gibt es andere, weniger häufige Erkrankungen, die jedoch ebenso wichtig zu verstehen sind - sowohl für die Angehörigen der Gesundheitsberufe als auch für die betroffenen Patienten.

1. Chronische Pseudoobstruktion des Darms (CIPO)
Diese Erkrankung ist durch Symptome einer Darmobstruktion ohne offensichtliche mechanische Ursache gekennzeichnet. Die Patienten leiden häufig unter Bauchschmerzen, Übelkeit und Aufblähung, ohne dass eine tatsächliche Blockade vorliegt.
Hauptsymptome: Bauchschmerzen, Erbrechen, schwere Verstopfung.
Behandlung: Zu den Behandlungsansätzen können prokinetische Medikamente, eine angepasste Ernährung und in extremen Fällen eine Operation gehören.

2. Ogilvie-Syndrom
Es handelt sich um eine akute Erweiterung des Dickdarms, wenn keine mechanische Obstruktion vorliegt. Sie wird häufig mit Operationen, Infektionen oder Medikamenten in Verbindung gebracht.

Hauptsymptome: Aufgetriebener Bauch, Schmerzen, Verstopfung.

Behandlung: Die Behandlung beruht in der Regel auf der Korrektur der zugrunde liegenden Ursache, dem Absetzen der verantwortlichen Medikamente und in einigen Fällen auf der Dekompression des Dickdarms.

3. Divertikuläre Erkrankung des Dünndarms
Im Gegensatz zur Divertikulose des Dickdarms ist diese Erkrankung selten und betrifft kleine Divertikel, die sich im Dünndarm bilden.

Hauptsymptome: Bauchschmerzen, Durchfall, Blutungen.

Behandlung: Antibiotika zur Behandlung von Begleitinfektionen, eine spezielle Diät und in einigen Fällen eine Operation können erforderlich sein.

4. Zollinger-Ellison-Syndrom
Dieses seltene Syndrom wird durch Tumore in der Bauchspeicheldrüse oder im Zwölffingerdarm verursacht, die zu viel Gastrin absondern, was zu einer übermäßigen Produktion von Magensäure führt.

Hauptsymptome: Magen- oder Zwölffingerdarmgeschwüre, Durchfall, gastroösophagealer Reflux.

Behandlung: Protonenpumpenhemmer zur Verringerung der Säuresekretion und chirurgische Eingriffe zur Entfernung der Tumore.

5. Primäre sklerosierende Cholangitis
Dies ist eine Lebererkrankung, bei der die Gallenwege entzündet und vernarbt sind. Sie tritt häufig in Verbindung mit Colitis ulcerosa auf.

Hauptsymptome: Gelbsucht, Juckreiz, Bauchschmerzen.

Behandlung: Medikamente zur Behandlung der Entzündung, Eingriffe zur Öffnung der verstopften Gallenwege und in fortgeschrittenen Fällen eine Lebertransplantation.

Obwohl diese Krankheiten weniger häufig auftreten, stellen sie aufgrund ihrer komplexen Diagnosen und ihrer multidimensionalen Behandlung eine Herausforderung für die Angehörigen der Gesundheitsberufe dar. Ein umfassendes Wissen über diese Krankheiten, gekoppelt mit einer engen Zusammenarbeit zwischen Gastroenterologen, Chirurgen, Radiologen und anderen Fachärzten, ist entscheidend, um den Patienten die bestmögliche Versorgung zu bieten.

Umgang mit atypischen Fällen und Differentialdiagnose.

In der Praxis der Gastroenterologie, wie auch in anderen medizinischen Bereichen, ist es nicht ungewöhnlich, auf atypische Fälle zu stoßen. Diese Situationen können die Erstdiagnose herausfordern und erfordern ein methodisches Vorgehen, um eine genaue und wirksame Diagnose zu stellen. Die Differenzialdiagnose spielt hier eine entscheidende Rolle und ermöglicht es Klinikern, zwischen mehreren Zuständen mit ähnlichen Symptomen zu unterscheiden.

1. Bedeutung der Differenzialdiagnose
Die Differenzialdiagnose ist ein Eckpfeiler der klinischen Medizin. Dabei handelt es sich um eine Liste möglicher Bedingungen, die der Kliniker anhand der Symptome und klinischen Zeichen des Patienten aufstellt. In der Gastroenterologie sind die Symptome oft unspezifisch, was die Erstdiagnose schwierig macht. Bauchschmerzen zum Beispiel können Dutzende von möglichen Ursachen haben.

2. Umgang mit häufigen, aber irreführenden Symptomen
  • **Bauchschmerzen**: Zu den Ursachen können Geschwüre, Gallensteine, Blinddarmentzündung,

Divertikulitis und vieles mehr gehören. Die Lokalisation, die Art und die damit verbundenen Symptome können helfen, die Liste der Differentialdiagnosen einzugrenzen.

- **Durchfall**: Ist er infektiös, entzündlich, funktionell wie IBS (Reizdarmsyndrom) oder vielleicht auf eine Malabsorption wie Zöliakie zurückzuführen?
- **Dysphagie (Schluckbeschwerden)** : Handelt es sich um ein mechanisches Problem wie Krebs oder eine Stenose oder um eine motorische Störung wie Achalasie?

3. Verwendung von diagnostischen Instrumenten
Sobald der Kliniker eine Liste mit möglichen Diagnosen erstellt hat, können verschiedene diagnostische Instrumente wie Endoskopie, Ultraschall, CT, Bluttests und Biopsien verwendet werden, um bestimmte Bedingungen zu bestätigen oder auszuschließen.

4. Herausforderungen durch atypische Präsentationen
Atypische Fälle folgen nicht dem Lehrbuch. Ein Patient kann Symptome aufweisen, die widersprüchlich erscheinen oder unauffällig sind. In diesen Situationen sind das aufmerksame Zuhören des Patienten, eine detaillierte klinische Anamnese und eine engmaschige Überwachung von entscheidender Bedeutung.

5. Bedeutung von Konsultation und Zusammenarbeit
Angesichts komplexer oder atypischer Fälle kann die Zusammenarbeit mit Kollegen und sogar die Konsultation von Spezialisten anderer Disziplinen von unschätzbarem Wert sein. Darüber hinaus kann eine Überprüfung der Krankengeschichte, der Medikamente und der letzten Reisen des Patienten oft entscheidende Hinweise liefern.

Der Umgang mit atypischen Fällen in der Gastroenterologie erfordert eine Kombination aus scharfen klinischen Fähigkeiten, umfassenden Kenntnissen der Pathologie und einem ganzheitlichen Ansatz für den Patienten. Gastroenterologen müssen zwar die Grenzen ihres eigenen Fachwissens erkennen, aber auch bereit sein, den Rat von Kollegen einzuholen und ihre ursprünglichen Annahmen zu überdenken, um die bestmögliche Versorgung des Patienten zu gewährleisten.

Zusammenarbeit mit anderen Fachrichtungen bei komplexen Fällen.

Die Gastroenterologie ist zwar spezialisiert, funktioniert aber nicht in Silos. Sie ist eng mit anderen medizinischen Disziplinen vernetzt, hauptsächlich weil der Magen-Darm-Trakt mit fast allen anderen Systemen des Körpers interagiert. In komplexen Fällen, in denen die Symptome über den typischen Rahmen einer gastrointestinalen Störung hinausgehen, ist die Zusammenarbeit mit anderen Fachärzten nicht nur vorteilhaft, sondern oftmals unerlässlich, um eine ganzheitliche Behandlung des Patienten zu gewährleisten.

1. Häufige Verbindungen in der Gastroenterologie
   * **Allgemeinchirurgen**: Für Verfahren wie Darmresektionen, Entfernung der Gallenblase oder Eingriffe an der Leber und der Bauchspeicheldrüse.
   * **Radiologen**: Für gründliche bildgebende Verfahren wie MRT, CT oder endoskopischen Ultraschall.
   * **Rheumatologen**: Viele entzündliche Darmerkrankungen, wie z. B. Morbus Crohn, können extraintestinale Manifestationen haben, einschließlich der Gelenke.
   * **Dermatologen**: Einige Magen-Darm-Erkrankungen wie Zöliakie können sich durch Hautsymptome bemerkbar machen.
   * **Endokrinologen**: Die Leber spielt eine wesentliche Rolle bei der Regulierung des Stoffwechsels, und

Störungen wie die Fettleber stehen häufig in Zusammenhang mit endokrinen Erkrankungen, insbesondere Diabetes.

2. Kommunikation und Koordination

Die medizinischen Teams müssen eng zusammenarbeiten und ihr Wissen und ihre Fachkenntnisse austauschen, um eine genaue Diagnose und einen Behandlungsplan für den Patienten zu erstellen. Dies wird durch multidisziplinäre Besprechungen erleichtert, in denen Fälle besprochen, medizinische Bilder gesichtet und gemeinsam Therapieentscheidungen getroffen werden.

3. Navigieren an Kreuzungen

Magen-Darm-Erkrankungen können oft ein Symptom oder ein verstärkender Faktor einer anderen zugrunde liegenden Erkrankung sein. Beispielsweise kann eine Herzinsuffizienz eine Leberstauung verursachen. In diesen Fällen ist die Fähigkeit, im Tandem mit anderen Fachärzten wie Kardiologen zu arbeiten, von entscheidender Bedeutung.

4. Bildung und Ausbildung

Ständige Weiterbildung und der Informationsaustausch zwischen den Fachgebieten sind von entscheidender Bedeutung. Workshops, Konferenzen und gemeinsame Treffen ermöglichen es Gastroenterologen und Kollegen anderer Fachrichtungen, sich über die neuesten Entwicklungen in den einzelnen Bereichen zu informieren.

Die Medizin ist ein vernetztes Feld. Wenn Angehörige der Gesundheitsberufe den Wert der multidisziplinären Zusammenarbeit erkennen, können sie einen umfassenderen Behandlungsansatz gewährleisten, der den vielfältigen und komplexen Bedürfnissen ihrer Patienten gerecht wird. In der Welt der Gastroenterologie ist diese Zusammenarbeit besonders relevant, da der Magen-Darm-Trakt im Zentrum zahlreicher systemischer Interaktionen steht.

Kapitel 19
DER ÜBERGANG DES PATIENTEN : DES HOSPITALISIERUNGSDIENSTES ZU HAUSE

Entlassungsplanung und Pflegekoordination.

Die Entlassungsplanung ist ein entscheidender Schritt im Pflegeverlauf eines Patienten. Sie stellt sicher, dass der Patient die Pflege und Unterstützung erhält, die er benötigt, um seine Krankheit oder Genesung zu Hause oder in einer anderen Pflegeumgebung sicher zu bewältigen. In der Gastroenterologie, wo die Erkrankungen von einer einfachen Magenverstimmung bis hin zu schweren Erkrankungen reichen können, die einen chirurgischen Eingriff erfordern, ist die Entlassungsplanung mehrdimensional und muss sorgfältig koordiniert werden.

1. Beurteilung des Patienten
Bevor Sie die Entlassung planen, ist eine gründliche Beurteilung des Patienten erforderlich. Diese Beurteilung umfasst :

- **Aktueller Gesundheitszustand**: Ist er stabil? Was sind mögliche Risiken?
- **Bedarf an Medikamenten** : Welche Medikamente muss der Patient einnehmen? Wie oft?
- **Fähigkeit zur Selbstversorgung**: Ist der Patient in der Lage, sich zu Hause selbst zu versorgen? Benötigt er Hilfe?
- **Häusliche Umgebung**: Ist das Zuhause des Patienten für seine derzeitigen medizinischen Bedürfnisse geeignet? Gibt es potenzielle Hindernisse oder Gefahren?

2. Planung und Koordination
- **Klare Anweisungen**: Der Patient sollte seinen Zustand verstehen, welche Medikamente er einnehmen muss, auf welche Anzeichen und Symptome er achten sollte und wann er einen Arzt aufsuchen sollte.
- **Folgetermine**: Planen Sie für die Zeit nach dem Krankenhausaufenthalt Konsultationen mit dem Gastroenterologen und eventuell anderen Fachärzten.
- **Häusliche Pflege**: Organisieren Sie ggf. häusliche Krankenpflege, Physiotherapie oder andere Gesundheitsdienste.
- **Integration mit der Primärversorgung**: Informieren Sie den Hausarzt des Patienten über seine Entlassung, seinen aktuellen medizinischen Zustand und jede Änderung der Medikation.

3. Aufklärung und Ressourcen für den Patienten
Stellen Sie dem Patienten Bildungsressourcen über seine Krankheit, die Behandlung, die einzuhaltende Diät usw. zur Verfügung. Aufklärung ist für das Selbstmanagement der Krankheit von entscheidender Bedeutung.

4. Emotionale Unterstützung
Erkennen Sie, dass die Entlassung aus dem Krankenhaus für den Patienten eine stressige Zeit sein kann. Bieten Sie Ressourcen zur emotionalen Unterstützung an, z. B. Selbsthilfegruppen oder Therapien.

5. Kommunikation
Sorgen Sie für eine offene Kommunikationslinie zwischen dem Patienten und dem medizinischen Team. Dazu können auch Notfallnummern für Komplikationen oder Bedenken gehören.

Die Entlassungsplanung in der Gastroenterologie beschränkt sich nicht auf die Aushändigung eines ärztlichen Rezepts. Sie erfordert eine sorgfältige Koordination, eine offene Kommunikation und kontinuierliche Unterstützung, um die Sicherheit und das Wohlbefinden des Patienten zu gewährleisten. Indem sie Zeit und Ressourcen in diesen Prozess investieren, können die Angehörigen der Gesundheitsberufe sicherstellen, dass ihre Patienten gut auf den nächsten Schritt in ihrem Behandlungspfad vorbereitet sind.

Bildung des Patienten für eine effektive Selbstverwaltung.

Die Patientenschulung spielt in der Gastroenterologie eine herausragende Rolle. Gastrointestinale Erkrankungen, seien es häufige Beschwerden oder chronische Krankheiten, können von einem wirksamen Selbstmanagement stark profitieren. Damit der Patient jedoch zum Akteur seiner Gesundheit werden kann, muss er vor allem über die notwendigen Kenntnisse und Fähigkeiten verfügen.

1. Verständnis der Krankheit
- **Information über die Krankheit**: Erklären Sie dem Patienten ausführlich seine Krankheit, ihre Ursachen, Symptome und den wahrscheinlichen Verlauf.
- **Visualisierungen und Schemata**: Verwenden Sie Bilder oder Animationen, die dabei helfen, komplexe Aspekte der Krankheit zu veranschaulichen und zu verstehen.

2. Verwaltung von Medikamenten
- **Genaue Anweisungen**: Stellen Sie sicher, dass der Patient die Art der Verabreichung, die Dosierung und die Dauer der Behandlung versteht.

- **Nebenwirkungen**: Informieren Sie über mögliche Nebenwirkungen und was zu tun ist, wenn sie auftreten.
- **Aufbewahrung von Medikamenten** : Geben Sie Richtlinien für die Aufbewahrung von Medikamenten, insbesondere wenn sie besondere Bedingungen erfordern.

3. Ernährungstipps
- **Spezielle Diäten**: Einige Magen-Darm-Erkrankungen können spezielle Diäten erfordern. Stellen Sie klare Richtlinien, Beispielmahlzeiten und, wenn möglich, Rezepte zur Verfügung.
- **Zu vermeidende Nahrungsmittel**: Identifizieren Sie Nahrungsmittel, die Symptome verschlimmern oder mit Medikamenten interferieren können.

4. Erkennen von Symptomen
- **Symptomtagebuch**: Ermutigen Sie den Patienten, ein Tagebuch über seine Symptome zu führen. Dies kann helfen, potenzielle Auslöser zu erkennen und die Behandlung anzupassen.
- **Warnsignale**: Informieren Sie den Patienten über Symptome, die einen sofortigen Arztbesuch erfordern.

5. Techniken zur Selbstversorgung
- **Entspannung und Stressbewältigung**: Stress kann viele gastrointestinale Beschwerden verschlimmern. Schlagen Sie Entspannungstechniken vor, z. B. Meditation oder tiefes Atmen.
- **Geeignete Übungen**: Schlagen Sie geeignete körperliche Aktivitäten vor, die bei der Bewältigung der Symptome helfen können, und berücksichtigen Sie dabei die Einschränkungen des Patienten.

6. Psychologische Unterstützung
Einige Magen-Darm-Erkrankungen, insbesondere chronisch-entzündliche Erkrankungen, können psychologische Auswirkungen haben. Verweisen Sie den Patienten auf geeignete Ressourcen, z. B. Selbsthilfegruppen oder Therapien.

7. Personalisierter Aktionsplan
Jeder Patient ist einzigartig. Erarbeiten Sie gemeinsam mit ihm einen Aktionsplan, der auf seine Bedürfnisse, Symptome und seinen Lebensstil zugeschnitten ist.

Die Patientenschulung ist der Eckpfeiler des Selbstmanagements in der Gastroenterologie. Sie verbessert nicht nur die Therapietreue und die Lebensqualität des Patienten, sondern trägt auch dazu bei, Komplikationen und Krankenhausaufenthalte zu verringern. Die Rolle des Krankenpflegers in diesem Prozess ist von entscheidender Bedeutung, da er häufig die engste Verbindung zwischen Arzt und Patient darstellt. Durch Investitionen in die Aufklärung werden dem Patienten die Werkzeuge an die Hand gegeben, um ein aufgeklärter Akteur seiner Gesundheit zu werden.

Langfristige Beobachtung und Bedeutung der Kontinuität der Versorgung.

Die Behandlung von Magen-Darm-Erkrankungen endet nicht mit der Entlassung des Patienten aus dem Krankenhaus oder dem Abschluss einer bestimmten Behandlung. Bei vielen Patienten erfordert die Gastroenterologie eine langfristige Nachsorge, um eine möglichst hohe Lebensqualität zu gewährleisten und Komplikationen zu verhindern oder zu minimieren. Im Mittelpunkt dieses Prozesses steht die Kontinuität der

Versorgung, die eine einheitliche und kohärente Betreuung gewährleistet.

1. Die Notwendigkeit der Langzeitbeobachtung
   - **Überwachung chronischer** Krankheiten: Krankheiten wie Morbus Crohn, Colitis ulcerosa oder Leberzirrhose erfordern eine regelmäßige Überwachung, um mögliche Komplikationen oder Rückfälle zu erkennen.
   - **Anpassung der Behandlung** : Die Bedürfnisse des Patienten können sich ändern. Eine regelmäßige Überwachung ermöglicht die Anpassung der Medikamente oder Dosierungen an die Symptome oder das Fortschreiten der Krankheit.
   - **Vorbeugung von Komplikationen**: Einige Magen-Darm-Erkrankungen können zu schweren Komplikationen führen, wenn sie nicht überwacht werden. Eine regelmäßige Überwachung ermöglicht ein frühzeitiges Eingreifen.

2. Die Kontinuität der Pflege: ein wichtiges Bindeglied
   - **Übermittlung von Informationen** : Gewährleistung einer reibungslosen Kommunikation zwischen den verschiedenen Gesundheitsfachkräften (Ärzte, Krankenpfleger, Fachärzte), damit jeder Beteiligte über die aktuellsten Informationen über den Patienten verfügt.
   - **Beziehung zwischen Patient und Pflegekraft** : Eine kontinuierliche Beziehung zum Patienten fördert das Vertrauen, was die Therapietreue und den Informationsaustausch verbessern kann.
   - **Koordination der Versorgung**: Sicherstellen, dass die Empfehlungen verschiedener Spezialisten kompatibel und koordiniert sind.

3. Die Bedeutung von Weiterbildung
- **Wissensentwicklung**: Patienten müssen über neue Fortschritte bei der Behandlung oder dem Management von Krankheiten informiert werden.
- **Selbstmanagement**: Den Patienten die Instrumente an die Hand geben, die sie benötigen, um ihre Symptome zu überwachen und zu wissen, wann sie einen Arzt aufsuchen sollten.

4. Logistische Aspekte
- **Planung der Besuche** : Organisieren Sie regelmäßige Termine, die auf die Erkrankung und die Bedürfnisse des Patienten abgestimmt sind.
- **Aktenführung**: Sicherstellen, dass die Krankenakten auf dem neuesten Stand gehalten werden, um die Kontinuität der Versorgung zu erleichtern, insbesondere wenn der Patient verschiedene Spezialisten aufsuchen muss.

5. Die zentrale Rolle des Krankenpflegers
Der Krankenpfleger übernimmt häufig die Rolle des Koordinators in der Langzeitbetreuung und ist die erste Person, die Patienten bei Problemen kontaktieren. Seine Rolle ist entscheidend für :
- Beurteilen Sie regelmäßig die Situation des Patienten.
- Die Verbindung zwischen dem Patienten und dem Arzt oder anderen Spezialisten sicherstellen.
- Bieten Sie kontinuierliche Aufklärung an und beantworten Sie Fragen von Patienten.

Die langfristige Nachsorge und die Kontinuität der Pflege sind von grundlegender Bedeutung, um eine optimale Versorgung der Patienten in der Gastroenterologie zu gewährleisten. Durch eine regelmäßige, angepasste und koordinierte Nachsorge kann die Lebensqualität der Patienten deutlich verbessert und zahlreichen Komplikationen vorgebeugt werden. Der Krankenpfleger, der im Mittelpunkt dieses Ansatzes steht, ist ein wesentlicher Pfeiler, um diese Kontinuität und Qualität der Betreuung zu gewährleisten.

Kapitel 20
SCHLUSSFOLGERUNG:
DIE ZUKUNFT DES KRANKENPFLEGERS
IN DER GASTROENTEROLOGIE

Technologische Innovationen und ihre Auswirkungen auf den Beruf.

Im Laufe der Jahre hat es in der Medizin unzählige technologische Fortschritte gegeben, die jeweils erhebliche Auswirkungen auf die Art und Weise der medizinischen Versorgung haben. Die Gastroenterologie als medizinisches Fachgebiet steht dem in nichts nach. Für Krankenpfleger in diesem Bereich verändern diese Innovationen nicht nur die Art und Weise, wie sie Pflege leisten, sondern auch die Art und Weise, wie sie mit den Patienten, dem medizinischen Team und der Technologie selbst interagieren.

1. Das Aufkommen der Kapselendoskopie
   - **Beschreibung**: Es handelt sich um eine kleine Kapsel mit einer Kamera, die nach der Einnahme durch den Verdauungstrakt wandert und Bilder in Echtzeit überträgt.
   - Auswirkungen auf den Beruf :
     - **Weniger invasiv**: Reduziert den Bedarf an invasiveren Endoskopien.
     - **Schulung**: Notwendigkeit für Krankenpfleger, die Funktionsweise zu verstehen und in der Lage zu sein, Patienten über die Anwendung zu unterrichten.

2. Robotik und Unterstützung der Chirurgie
- **Beschreibung**: Operationsroboter wie der da Vinci ermöglichen präzisere und weniger invasive Eingriffe.
- Auswirkungen auf den Beruf :
  - **Technische Unterstützung**: Krankenpfleger können geschult werden, um bei robotergestützten Verfahren zu assistieren.
  - **Beschleunigte Genesung**: Die postoperative Pflege kann sich ändern, da die Eingriffe oft weniger traumatisch für den Körper sind.

3. Telemedizin
- **Description**: Fernberatungen über Videoplattformen.
- Auswirkungen auf den Beruf :
  - **Erweiterter Zugang**: Ermöglicht Krankenpflegern, Patienten in abgelegenen oder schwer zugänglichen Gebieten zu erreichen.
  - **Weiterbildung**: Bedarf an Schulungen für Krankenpfleger zu Tools und Software sowie zu effektiver virtueller Kommunikation.

4. Künstliche Intelligenz und Datenanalyse
- **Beschreibung**: Einsatz von KI für die Datenanalyse, die Vorhersage von Krankheiten und die Anpassung der Behandlung.
- Auswirkungen auf den Beruf :
  - **Fundierte Entscheidungsfindung**: Krankenpfleger können Algorithmen einsetzen, um bei der schnellen Erkennung von Problemen zu helfen.
  - **Ethik**: Fragen rund um den Datenschutz und die Interpretation von KI-Ergebnissen.

5. Anwendungen und tragbare Geräte
- **Description**: Geräte, die Symptome und Essgewohnheiten überwachen, sowie Anwendungen zur Nachverfolgung für Patienten.
- Auswirkungen auf den Beruf :
    - **Echtzeitverfolgung**: Ermöglicht es Krankenpflegern, den Fortschritt und die Symptome der Patienten in Echtzeit zu verfolgen.
    - **Aufklärung**: Krankenpfleger sollten Patienten über die korrekte Nutzung dieser Technologien aufklären.

Während sich die Technologie weiterhin in einem beispiellosen Tempo weiterentwickelt, verändert sich auch die Rolle des Krankenpflegers in der Gastroenterologie entsprechend. Diese Fachkräfte müssen nicht nur mit den neuesten Innovationen Schritt halten, sondern auch bereit sein, sich anzupassen und sich mit ihnen weiterzuentwickeln. Auch wenn dies einschüchternd erscheinen mag, versprechen diese technologischen Fortschritte eine bessere Patientenversorgung, wodurch der Beruf noch lohnender wird.

Zukünftige Herausforderungen und die Notwendigkeit einer ständigen Weiterbildung.

In dem Maße, in dem sich die Medizin weiterentwickelt, verändern sich auch die Herausforderungen, denen sich das Gesundheitspersonal gegenübersieht. In der Gastroenterologie befinden sich Krankenpfleger an einem Scheideweg zwischen rasanten technologischen Entwicklungen, neuen medikamentösen Behandlungen und einer alternden Weltbevölkerung mit immer komplexeren

Gesundheitsbedürfnissen. Vor diesem Hintergrund wird die Notwendigkeit einer kontinuierlichen Weiterbildung umso entscheidender.

Eine der markanten Tatsachen in der modernen Medizin ist die Geschwindigkeit, mit der sich Informationen und Techniken weiterentwickeln. Magen-Darm-Erkrankungen zum Beispiel werden heute dank der Fortschritte in der Genomik und Molekularbiologie besser verstanden als noch vor einem Jahrzehnt. Das bedeutet, dass die Behandlungen von gestern heute möglicherweise nicht mehr die wirksamsten oder geeignetsten sind.

Krankenpfleger müssen sich auch auf den zunehmenden Einsatz von Technologie in der Gastroenterologie einstellen. Von der Telemedizin bis zur robotergestützten Endoskopie können diese Instrumente die Genauigkeit und Effizienz verbessern, sie erfordern aber auch eine neue Reihe von Fähigkeiten. Ohne ständige Weiterbildung laufen Krankenpfleger Gefahr, von diesen Werkzeugen, die sie eigentlich beherrschen sollten, überfordert zu werden.

Darüber hinaus entwickelt sich auch die ethische und regulatorische Landschaft des Gesundheitswesens weiter. Fragen zum Datenschutz, zur Informierten Zustimmung in einer digitalen Welt oder zu ethischen Dilemmas, die sich aus neuen Behandlungen oder Technologien ergeben, erfordern, dass Krankenpfleger ständig auf dem neuesten Stand sind, um eine respektvolle und gesetzeskonforme Pflege anbieten zu können.

Die Weiterbildung ermöglicht es Krankenpflegern auch, ihre Zertifizierungen und Mitgliedschaften in Berufsverbänden aufrechtzuerhalten, wodurch sichergestellt wird, dass sie die höchsten Standards des Berufs erfüllen.

Über die bloße Notwendigkeit hinaus, auf dem Laufenden zu bleiben, gibt es jedoch einen tieferen Imperativ für die

Weiterbildung: die Hingabe an eine hervorragende Pflege. Patienten erwarten, dass sie von kompetenten und gut informierten Fachkräften betreut werden. Durch die Verpflichtung zur Weiterbildung zeigen Krankenpfleger nicht nur ihr Engagement für ihre eigene Professionalität, sondern auch für die Gesundheit und das Wohlergehen ihrer Patienten.

Letztendlich unterstreichen die zukünftigen Herausforderungen der Gastroenterologie, seien sie nun technologischer, ethischer oder medizinischer Natur, die Bedeutung der Weiterbildung. Für Krankenpfleger stellt dies sicher, dass sie in ihrem Bereich auf dem neuesten Stand bleiben und denjenigen, die sie am dringendsten benötigen, die bestmögliche Versorgung zukommen lassen.

Motivation und Ermutigung für Aspiranten für diesen spannenden Beruf.

Wenn man eine Karriere in der Welt der Medizin in Betracht zieht, kann es leicht passieren, dass man von der Vielzahl der verfügbaren Spezialisierungen und Rollen überwältigt wird. Für diejenigen jedoch, die von der Komplexität und Bedeutung des Verdauungssystems fasziniert sind und die einen spürbaren Unterschied im Leben von Patienten machen möchten, ist eine Karriere als Krankenpfleger in der Gastroenterologie ein außergewöhnlich lohnender Weg.

Die Rolle des Krankenpflegers in der Gastroenterologie ist sowohl vielfältig als auch spezialisiert. Sie haben die Möglichkeit, an der Diagnose, an therapeutischen Maßnahmen, an der Verwaltung von Behandlungen und an der Patientenaufklärung beteiligt zu sein. Dies ermöglicht Ihnen, vielseitige Fähigkeiten zu erwerben und sich gleichzeitig in einem Fachgebiet zu spezialisieren, das sich aufgrund des medizinischen Fortschritts ständig weiterentwickelt.

Es ist ein Bereich, in dem Technologie auf Menschlichkeit trifft. Wenn Sie sich für die neuesten technologischen Entwicklungen begeistern, sollten Sie wissen, dass die Gastroenterologie bei vielen medizinischen Innovationen an vorderster Front steht. Neben der Technologie bleibt jedoch der menschliche Kontakt von entscheidender Bedeutung. Als Krankenpfleger sind Sie oft die erste Anlaufstelle für Patienten, führen sie durch ihren medizinischen Werdegang, beruhigen sie in Momenten der Angst und feiern mit ihnen ihre kleinen und großen Siege.

Die Komplexität von Magen-Darm-Erkrankungen bedeutet auch, dass jeder Tag anders ist. Jeder Patient bringt eine neue Herausforderung mit sich, ein neues Rätsel, das es zu lösen gilt. Diese tägliche Dynamik ist anregend und bietet eine unvergleichliche berufliche Befriedigung, denn Sie wissen, dass jede Handlung, die Sie unternehmen, dazu beiträgt, die Lebensqualität eines Menschen zu verbessern.

Darüber hinaus bietet Ihnen diese Fachrichtung die Möglichkeit, eng mit einem multidisziplinären Team von Gesundheitsfachkräften zusammenzuarbeiten. Sie lernen kontinuierlich dazu, sowohl von formalen Schulungen als auch durch den Austausch mit Ihren Kollegen.

Und seien wir ehrlich: Die Gastroenterologie ist trotz ihrer Bedeutung oft ein Bereich, der von der breiten Öffentlichkeit nur unzureichend verstanden oder vernachlässigt wird. Wenn Sie sich für diesen Weg entscheiden, stehen Sie an vorderster Front, wenn es darum geht, Bewusstsein zu schaffen, aufzuklären und - was noch wichtiger ist - denjenigen, die es brauchen, eine qualitativ hochwertige Versorgung zukommen zu lassen.

Schließlich sollten Sie sich Folgendes vor Augen halten: Jedes Mal, wenn Sie einem Patienten helfen, sich durch die komplexen Zusammenhänge seines Verdauungssystems zu navigieren, jedes Mal, wenn Sie Trost spenden, jedes Mal, wenn Sie Ihr Wissen anwenden, um ein Problem zu lösen, machen Sie einen Unterschied. Diese Fähigkeit, das Leben anderer Menschen positiv zu beeinflussen, ist ein Privileg, eine Verantwortung und zweifellos eine Quelle immenser Befriedigung.

Wenn Sie sich also für diese Fachrichtung interessieren, sollten Sie wissen, dass Sie ein reiches, lohnendes und zutiefst menschliches Abenteuer erwartet. Wenn Sie diesen Beruf mit Leidenschaft und Hingabe ergreifen, werden Sie zweifellos einen der lohnendsten Wege in der Welt der Medizin entdecken.

www.ingramcontent.com/pod-product-compliance
Lightning Source LLC
Chambersburg PA
CBHW072208290526
45794CB00004B/1693